# 人体内的风箱

王 慧 编著

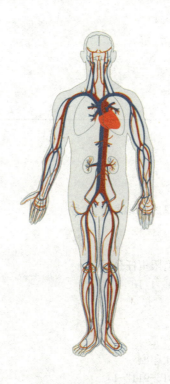

知识出版社

图书在版编目（ＣＩＰ）数据

人体内的风箱 / 王慧编著． -- 北京 ：知识出版社，
2016.5
（科学手拉手）
ISBN 978-7-5015-9112-1

Ⅰ．①人… Ⅱ．①王… Ⅲ．①人体—青少年读物
Ⅳ．① R32-49

中国版本图书馆 CIP 数据核字（2016）第 106130 号

# 人体内的风箱

| | | |
|---|---|---|
| 出 版 人 | 姜钦云 | |
| 责任编辑 | 刘　盈 | |
| 装帧设计 | 国广中图 | |
| 出版发行 | 知识出版社 | |
| 地　　址 | 北京市西城区阜成门北大街 17 号 | |
| 邮　　编 | 100037 | |
| 电　　话 | 010-88390659 | |
| 印　　刷 | 北京一鑫印务有限责任公司 | |
| 开　　本 | 889mm×1194mm　1/16 | |
| 印　　张 | 8 | |
| 字　　数 | 100 千字 | |
| 版　　次 | 2016 年 5 月第 1 版 | |
| 印　　次 | 2020年2月第2次印刷 | |
| 书　　号 | ISBN 978-7-5015-9112-1 | |

定　　价　　29.80 元

# 卷 首 语

　　古往今来，最引人关注、最使人困惑的，莫过于人体的奥秘了。在建造于 3 000 多年前的古希腊德尔斐神庙前，就树立着刻有"认识你自己"铭文的碑石。然而，时至今日谁也不能说：我已认识自己了！古希腊著名哲学家赫拉克利特在临终前说："我已寻找过自己"，他不敢说也没有说："我已经认识自己了"。德国大诗人歌德在探索人生半个多世纪以后，也只是感叹道："人，这个受到赞美的半神，他究竟是什么？"

　　我们现在已经知道，人类虽然是万物之灵，却只是一种生物，在千姿百态的生物世界中，人属于动物界、脊索动物门、脊椎动物亚门、哺乳纲、灵长目、人科。

　　这是一本普及人类生物学知识，特别是人体生理学和心理学知识的通俗读物。希望读者通过阅读本书，能进一步了解和认识自己，懂得人的珍贵、人的伟大，认识到做人的意义，从而勉励自己：不辜负"人"这一万物之灵的称号，做一个无愧于时代的真正的人。

# 目　录

## 食物与消化

## 呼吸和血液循环

# 人体的"司令部"

# 食物与消化

　　我们为什么要吃饭？人体需要哪些营养物质？食物和人的生命到底有着怎样的关系？要知道，食物是人体能量的唯一来源。机体内每个细胞"燃烧"产生的热量，使我们能维持正常的生命活动。在这里，"燃料"就是来自食物中的糖类、脂肪和蛋白质等营养成分。对于人体来说，食物犹如油灯中的油，当油耗尽时，生命之灯也就熄灭了。此外，正在成长发育的少年与成年人不一样，吃饭不光是为了供应一切活动所需要的能量，还为了长身体。

　　人体的消化系统是由哪些器官组成的呢？我们从外界摄取的食物是靠消化系统来消化和吸收的。人的消化系统由消化道和消化腺两部分组成。消化道包括口腔、咽、食管、胃、小肠和大肠等。消化腺主要包括唾液腺、肝脏、胰腺和胃腺等。

　　我们经常遇到很多关于食物和消化的疑问。例如，为什么吃东西时要细嚼慢咽？怎样正确认识食品添加剂？我们吃下去的东西跑到哪儿去了？为什么我们吃进去的食物很香，排出来的粪便却很臭？

　　大家都比较清楚营养对身体的重要性，但是有相当多的人还不会"吃"，还不知道从营养的角度讲，自己该吃什么，怎么吃，吃多少对身体最有益。这是因为每个人的消化能力和代谢能力是不同的，日常的饮食习惯也各不相同，所以对同一种营养物产生的反应也不一样，更何况有时情绪和遗传基因等也在起作用。看来，最理想的做法是，各种食物都吃一些，把吸收何种营养的权利留给我们的机体。

# 活的钻石

每个人张开嘴都会露出两排牙齿。牙齿可以用来磨碎和咀嚼食物，帮助我们正确发音，还会影响到面部的美容。

西班牙著名作家塞万提斯说："每一颗牙齿都比钻石还珍贵。"这话说得很有道理，牙齿是活的钻石。

牙齿是人体组织中最坚硬的部分。它最外面的一层叫牙釉质，又称珐琅质。据说，牙釉质的硬度比钢铁还高，仅次于金刚石。人的牙齿可分为三类：正中扁平的门齿，样子像把铲刀，可以用来切割食物；两旁锐利的犬齿，像把尖刀，可以把食物咬碎；后面的臼齿，像磨似的，可以把食物研磨得很细。

牙齿是人体中的"大力士"。比利时有个叫马西斯的人，能用牙齿咬起233千克重的物体。科学家做过一番测试，人齿的咀嚼力平均为31千克；嘴里所有牙齿的总咬合力，男子为1 048千克，女子是936千克。不过，如果少了一颗牙齿，咬合力就会降低22%；拔去两颗，下降近一半；缺了三颗牙齿，就只剩下37%的咬合力了。可见，保护牙齿是何等重要！

人出生以后，身上的各种组织器官是不更换的，只有牙齿可以生出两次。一次是乳牙，到六七岁时会脱落，脱落以后再长出来的叫

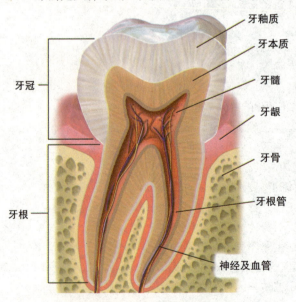

牙釉质
牙本质
牙髓
牙龈
牙冠
牙骨
牙根管
牙根
神经及血管

牙齿最外层的牙釉质硬度比钢铁还高
图片作者：Blausen. com staff

恒牙。

　　龋齿是牙齿最容易得的一种病，俗称蛀牙或虫牙。我国至少有一半人得龋齿病，平均每个人至少有两颗龋齿。我们每次吃东西，在牙缝的沟沟凹凹里总会留下一些食物残渣。口腔中的病菌会和这些食物残渣发生作用，产生乳酸，使牙齿脱钙形成蛀洞。一旦出现了龋齿，在吃冷、热、甜、酸等食物的时候，人就会感到疼痛难忍，牙根也会化脓。

　　为了预防龋齿，我们应该坚持每天早晨和晚上各刷一次牙，晚上刷牙后不要再吃东西。平时少吃糖，不要经常用牙签剔牙，还应养成饭后漱口的习惯。

# 话说三寸舌

　　人的胚胎大约在一个月的时候，咽底正中处就隆起了一块三角形的东西，这就是舌头。人们常用"三寸不烂之舌"来形容一个人能言善辩，其实人的舌头确实长三寸左右，大约是10厘米。

　　人类学家说过，古猿由于直立抬了起头，舌根下降到咽喉被固定起来，而舌体却能自由活动，于是人的舌头便显得十分灵活了。

　　人的舌头是非常能干的。它能帮助发音。要是没有舌头，人就不会说话、唱歌。舌头底部有个小索带，叫舌系带。如果这个索带太短，人就发音不清楚，这就是俗称的"短舌头"。

　　舌头能搅拌食物，帮助咀嚼和吞咽。没有舌头的帮忙，人恐怕只能喝流质。舌头表面还有丰富的触觉

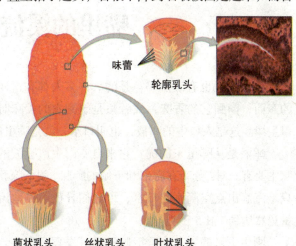

味蕾　轮廓乳头

菌状乳头　　丝状乳头　　叶状乳头

舌头上的味蕾能够品尝味道
图片作者：OpenStax College

神经，否则，我们在吃鱼时，就无法把小刺剔出来。吃完东西以后，舌头便开始"打扫战场"了。它挥来挥去，像一根大型牙签，设法清除黏在牙缝里的食物残渣。

当然，舌头最重要的功能还是品尝食物的味道。因此，人们把它称为品味器官。不管什么样的食品，它只要一品尝，就能分出甜酸苦辣。

实际上，舌头是一个能分泌黏液的肌肉块。舌面上有很多像玫瑰花花苞的乳头，这些乳头含有能感知味道的味觉细胞，叫做味蕾。

舌头的味觉基本上是甜、酸、苦、咸四种，其他的如涩和辣味等，都是由这四种组合而成的。这是因为味蕾主要分四种类型，每一种感受一种味道。感受苦味的味蕾，集中在舌头根部；感受咸味的，分布在舌尖和舌尖两侧的前半部分；舌头两侧的后半部分，感受酸味的味蕾比较多；而感受甜味的味蕾大多在舌尖。所以，吃的东西甜不甜，你只要把舌尖伸出来舔一舔就知道了。

成年人的舌头上大约有 9 000 个味蕾。其中，女子比男子多些。儿童的味蕾比成人多，因而比成人"爱吃"。老人的味蕾减少了，味觉自然会差一些。

人在饥饿时，味蕾处于兴奋状态，觉得食品的味道特别好。酒足饭饱以后，味蕾受到抑制，吃东西就不觉得"香"了。

# 嘴里的溪流

人的嘴里也有溪流吗？是的。许多人都有这样的体会：每当见到自己爱吃的东西，闻到它的香味，或者只是想到它的美味时，即使不垂涎三尺，也会满口生津。这是人口中的唾液，也叫口水，就是嘴里的溪流。

唾液是从哪里来的呢？它来自专门生产唾液的唾液腺。人体口腔里的唾液腺主要有三对：分布在腮部和下颌的腮腺、颌下腺和舌下腺。别看这些溪流不大，只是流淌出点点滴滴的口水，可它们日夜不停地流出来，成年人一天的唾液流量竟然达到 1~1.5 千克。

刚生下来的婴儿，唾液腺还没有发育完全，分泌的唾液比较少；三四个月以后，唾液腺逐渐发育了，唾液也就多起来了。这时候的小朋友还不大会控制唾液，所以口水常常会顺着嘴角淌出来。人长大后，就能及时将唾液咽进肚子里了。

　　唾液是无色无味的液体，它容易起泡沫，并且能拖延成线。有些人认为，口水是微不足道的。实际情况恰恰相反：唾液具有许多重要的生理功能。

　　唾液是润滑剂。它浸润食物后，使干的食物能够下咽。唾液湿润口腔和声带后，使人能谈笑风生，歌唱家能舒展歌喉，给人们带来美妙的音乐享受。唾液是溶剂。它能溶解食物中有味道的物质，使味蕾可以分辨甜酸苦辣，品尝出食物的滋味。

　　唾液又是口腔里的清洁剂。它能冲掉嘴里的食物碎屑，防止细菌滋生。唾液中的溶菌酶，能溶解和消灭细菌。

人的口腔里有三对唾液腺
图片作者：Blausen. com staff

　　唾液还能保护口腔。当过酸、过辣、过咸的食物进入口中，唾液会大量流出来进行稀释和中和，减轻它们对口腔的刺激。

　　当然，唾液最主要的功能是帮助消化。我们吃进去的大米、馒头等含淀粉的食物，在唾液淀粉酶的帮助下，能变成容易被身体吸收的麦芽糖。

　　知道了唾液有这么多的生理功能，我们就应该珍惜它。然而，有些小朋友喜欢往地上吐唾沫，或者在和小伙伴打闹时朝对方身上乱吐。这样做既不文明，又不卫生，而且对身体健康十分有害。

# 人体的酸缸

　　我们每天都要吃饭。有人做了一番统计，假设一个人活了 80 年，大约要吃掉 70~75 吨水，2.5~3 吨蛋白质，13~17 吨糖类，再加上 1 吨脂肪和其他物质。这些食物的总重量，相当于自己体重的 1 500 倍以上。

　　我们吃下去的食物，会经过口腔和柔软的食管，进入消化道中最宽大的部分——胃。胃的入口处叫贲门。这是一扇奇特的门，我们把东西咽下去时，它

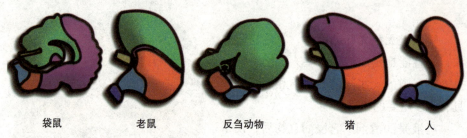

袋鼠　　　　　老鼠　　　　反刍动物　　　　猪　　　　　人

不同动物的胃　图片作者：Azcolvin429

张开着，让食物跑到胃里去；不吞咽时，这扇门紧闭着，食物就无法从胃里回到食管和口腔了。因而，即使杂技演员两手撑地、倒立行走，也不会有东西从胃里流出来。胃的出口处叫幽门，它像水库闸门一样，只许食物出去，不准回到胃里。

　　胃的形状像个大茄子。它能伸能缩，有很大的弹性：肚子饿的时候，胃壁收缩，互相靠在一起，几乎成了一条管子；塞满食物的时候，它就变得很大。这是食物的临时仓库。不管你吃的是米饭、面条，还是蔬菜、鱼肉，进入人体后一开始都放在胃里。不过，少年儿童的胃还只是个小库房，里面装不了多少东西。

　　胃是个酸缸。因为胃壁分泌的消化液里含有盐酸，有很强的杀菌作用。胃液中还含有蛋白酶，能把食物中的蛋白质分解成便于人体吸收的氨基酸。胃的消化能力是十分惊人的。科学家把一只活蹦乱跳的青蛙放到狗的胃里，几个小时以后，青蛙便被消化了。

　　胃这座"仓库"从装满到完全出清，前后需要四个小时左右。所以，人一天吃三顿饭，是非常合适的。胃里的食物出清以后，它就会使劲蠕动，这时我们就觉得肚子饿了。因此，肚子咕咕叫，是胃在提醒我们：该吃饭了！

　　在正常情况下，胃每天按时工作，很有规律。可是，有些朋友零食不离口，吃饭没有固定时间。这样就使胃一直在工作，无法休息，或打乱了胃的活动规律，影响了食物的消化。

# 两只有历史价值的胃

　　以前人们以为，胃是个磨子。古人杀死豺狼虎豹和野鹿、野牛时，常常发现在它们的胃里，吃进去的肉块、骨头或粮食、草料，都变成了稠粥一样的东西，于是人们认为是胃把食物磨碎的。

一件意外的事，使人们对胃有了新的认识。1822年6月，有一位法国籍的加拿大皮货商圣马丁，在美国和加拿大边境附近的交易所，被走火的猎枪击中了。陆军医生鲍曼闻讯赶来。经过精心治疗，圣马丁虽然死里逃生，但左腹却留下一个很大的洞，从皮肤、肌肉一直通向胃。平时，圣马丁只能用几层纱布把这个洞口盖起来。后来，鲍曼说服这个皮货商，让他从洞口对胃的活动进行观察。

通过圣马丁的"窗口"，鲍曼看到胃壁能分泌一种消化液，把肉块放到胃里去，两个多小时就被消化

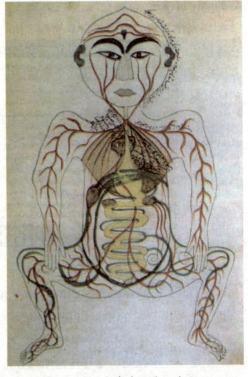

17世纪时，波斯人想象中的消化系统。

了。这个军医用橡皮管吸出胃液，经过化验得知，它含有盐酸，有很强的杀菌作用。到这时，人们才明白，原来胃是个酸缸。

为了进行该项研究，鲍曼辞去了军医的职务，一心一意研究人的消化生理。最后，他写了一本关于胃液和消化生理的专著，对人体消化生理研究做出了重大的贡献。

谁知圣马丁竟比鲍曼多活了28年。1880年，圣马丁去世了，有人打算用一笔巨款买下这只具有历史价值的内脏。可是，圣马丁的妻子拒绝了。她悄悄地把丈夫埋在2.5米深的地下，使这个难得的实物没能保存下来。

出乎人们意料的是，15年后竟然又出现了一个"圣马丁"。此事发生在19岁的青年汤姆身上。一天，他把很烫的蚌羹一口气喝下肚，食管被烫伤和塞住了。医生无法把堵塞的食管打通，只得从腹部开个洞，直接通向胃，让汤姆从那里继续获取食物。在手术时汤姆突然出现恶化的症状，吓得医生没敢缝合伤口便匆匆离开了。这位年轻人活了下来，他的肚子像圣马丁那样，留下了可以观察

胃的"窗口"。

　　汤姆没有向别人透露这个秘密。他"吃"东西时总是先用嘴嚼碎，然后吐在连接胃的漏斗里。直到1939年他在纽约挖沟，因摩擦引起"窗口"流血不止，到医院求诊时，人们才发现这个秘密。于是，汤姆成了伍甫和沃夫两位医生的研究对象。

　　医生们发现，胃还是一个"情绪器官"：人颓丧时，胃可以几个小时不消化食物；愤怒或焦虑时，胃液分泌旺盛，消化加快。胃酸过多会腐蚀胃壁，容易引起溃疡病。

# 消化重地

　　我们吃下去的食物，经过胃的加工，变成稀烂的食糜以后，就进入了小肠。这是消化道中最长的一根肉管子，成年人的小肠长5~7米，是一个人身长的三四倍。

　　小肠像一条长蛇，弯弯曲曲地盘在人的肚子里。它是真正的消化重地。凡是在胃里没有被消化的东西，都将在这里得到最彻底和完善的加工。食物中的营养，绝大部分在这里被吸收。一个人没有胃，还能勉强活下去；要是小肠被全部割掉了，他就无法活在世界上。

　　小肠分为十二指肠、空肠和回肠三部分。十二指肠是小肠最粗壮的一段，长度大约是25厘米，相当于自己的12个手指并列起来那么宽，十二指肠的名称便由此而来。肝脏分泌的胆汁和胰腺分泌的胰液，会通过十二指肠的肠壁上的孔眼流进去。此外，小肠本身还会分泌消化液。这三种液体含有能消化淀粉、蛋白质、脂

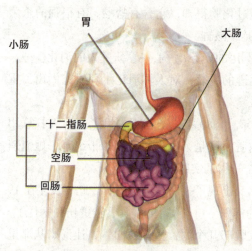

小肠　胃　大肠
十二指肠
空肠
回肠

小肠的长度有人身高的三四倍
图片作者：Blausen. com staff

肪的酶，它们像魔术师那样在那里大显身手，把食物中的营养成分改造成氨基酸、葡萄糖和脂肪酸等。

空肠和回肠除了继续消化食物外，还有吸收营养物质的作用。空肠的消化和吸收能力很强，它蠕动快，食物会很快被吸收或通过，肠内常常是空荡荡的，因此叫空肠。回肠弯弯曲曲，迂回盘旋，所以称为回肠。空肠和回肠内壁上长着密密麻麻的细小纤毛，好像天鹅绒一样，这就是绒毛。这些绒毛就像吸管一样，吸收消化后的食物养料，把它们送入毛细血管和淋巴管，然后运往全身。

食物在小肠内被消化吸收后，剩下的残渣便进入大肠。大肠比小肠短得多，只有 1.5 米长。它粗而大，可以存放消化不了的食物残渣。在那里，食物残渣经过一番加工后变成粪便，被排出人体。

在整个消化系统中，最劳苦功高的要数小肠了。我们平时吃一顿饭，嘴巴不过忙一刻钟左右，胃要忙两三个小时，而小肠呢，至少得工作六七个小时，才能把这顿饭消化、吸收完毕。在这个消化重地，往往上一餐的消化和吸收任务还没完成，下一顿饭又送了进来。你吃过晚饭、复习好功课、上床睡觉了，小肠却还在那里忙个不停呢！

# 人体"化工厂"

肝脏是人体中数一数二的重要器官。成年人的肝脏通常有 1 500 克，占据了右上腹的全部和左上腹的一部分。通常，肝脏隐藏在肋骨后面，人们在身体表面是摸不到的，只有深吸气时才能在右肋下摸到。

如果把胃肠比作食物加工厂，那么肝脏就是人体重要的"化工厂"了。生理学家认为，肝脏能做 500 多项工作，产生近千种酶。人体的各种活动，几乎都离不开这座奇特的"化工厂"。

解毒是肝脏的一个重要功能。要是放任一些有毒物质，如尼古丁、咖啡因等直接流入通向心脏的血管，人很快就会死亡。但是，让同样数量的有毒物质先经过肝脏，用不了 10 秒钟，这些有毒物质就被分解了。原来，是肝脏给这些物质解了毒。

爱吃糖的人要感谢肝脏。血液中的糖分过多，对人体是有害的。肝脏可以

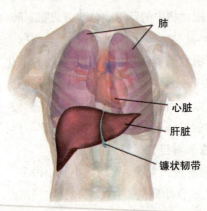

肺

心脏

肝脏

镰状韧带

肝脏是人体内数一数二的重要器官

图片作者: Blausen. com staff

把血中过多的葡萄糖，变成"糖原"贮藏起来，需要时再把糖原变成葡萄糖，送到血液中去。

爱好运动的人得感谢肝脏。人体运动时，肌肉会产生一种乳酸。肝脏的作用，是使乳酸变成无害之物。

我们生病时服用的药，既有治疗作用，又具有一定的毒性，能起解毒作用的器官也是肝脏。

肝脏还承担着人体内化学合成的任务。食物中的蛋白质经过消化液的作用，分解成了氨基酸，肝脏能利用这些氨基酸，重新合成人体需要的各种蛋白质。血浆中重要的蛋白质如白蛋白、球蛋白等，几乎都是在肝脏内合成的。如果肝脏的功能受到损害，血液中白蛋白的浓度就会降低。人体内的蛋白质会分解和产生一种叫做氨的有毒物质。肝脏能将氨合成尿素，随尿液排出体外。

此外，肝脏还有储存营养与分泌胆汁的功能。它能将人体摄入过多的营养物质，变成肝糖原储存起来，等体内营养物质缺乏时，它又会把库存的肝糖原释放出来。分泌胆汁则是为了帮助消化食物。

# 给你算笔营养账

吃饭时，一家人围坐在餐桌旁。这时，你是否想过，同样是吃饭，成年人和少年儿童的营养需要是不一样的。成年人吃饭，是为了补充身体的消耗。换句话说，只要能满足生命活动的需要就行了。然而，正在成长发育的少年就不同了：吃饭不光是为了供应一切活动所需的能量，还为了长身体，这是一笔额外开支。这笔账比较复杂。

有人粗略地算了一下，如果你是个小学生，你需要的总能量中，有10%是供"制造"你发育的原料用的；等你上了中学，长身体所需的原料的比例，要上升到13%~15%。

这些额外的原料从何而来呢？主要是从我们吃下去的饭和菜里来。饭菜中包含的蛋白质、脂肪、糖、矿物质、维生素、水和膳食纤维等，跟人体发育关系十分密切。

蛋白质是人体需要的基本物质。身体的生长发育，组织的修补，血液的制造，酶、激素和抵抗病

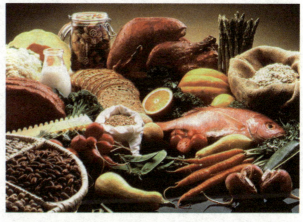

长身体所需要的营养来自食物

菌的"化学武器"——抗体的形成等，都离不开蛋白质。如果蛋白质供应不足，人体就会出现发育迟缓、体重减轻、贫血、消瘦和容易疲劳等现象。富含蛋白质的食物，有牛奶、蛋、鱼、肉、豆类和芝麻等。

脂肪也是人体不可缺少的组成部分。它是机体的重要能源。平时炒菜用的油就是脂肪，此外，人体还能从吃下去的肉、蛋、鱼以及主食中获得脂肪。

糖类又叫碳水化合物。这是人体能量的主要来源。不管你的主食是大米、面粉还是小米、高粱，其中50%~80%就是糖类。

矿物质也叫无机盐。人体中含有钙、磷、铁等60多种矿物质，它们对机体的作用也不能低估。钙和磷是组成骨骼和牙齿的主要成分。钙是人体最容易缺乏的矿物质，少年时期钙的需要量较大。牛奶和奶制品中富含钙，而且最容易被人体吸收。此外，黄豆、油菜、海带和虾等食物含钙量也较多。常见食物，如谷类、豆类、牛奶、蛋、蔬菜和水果中的磷含量较丰富。铁是造血的重要原料之一。一旦缺少了铁，人就会贫血。食物中含铁量较多的有蛋黄、瘦肉、肝、豆类、水果等。

维生素既不参与构成人体，又不能为人体提供能量，但是它们在维持生命活动中起到了巨大的作用。以下内容可以帮助你了解这方面的知识。

维生素A：对于维持正常的视觉功能有重要作用。牛奶、蛋黄、奶油等食品中富含维生素A，鱼肝油中含量最多。

维生素B$_6$：参与人体蛋白质的分解，缺少它，人吃下去的蛋白质就不能变成人体自身的蛋白质。酵母、米糠和动物的肝中含量最高，鱼、肉、蛋黄、豆

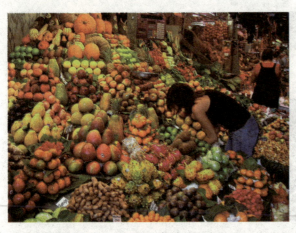

水果中富含维生素 C　图片作者：Daderot

类和蘑菇中含量较高。

维生素 $B_{12}$：促进血液中红细胞的发育和成熟，缺少它，人体就不能生产红细胞，会造成严重贫血。动物的肝、心、肾及肉、蛋、奶和鱼中含量较丰富。

维生素 C：能促进人体生长发育，增强抵抗力。在新鲜蔬菜和水果中含量丰富，其中山楂、柑橘和梨中含量最多，灯笼辣椒、苋菜、豌豆苗和西红柿中较多。

维生素 D：能帮助人体吸收钙和磷。经常接触太阳光，人的皮肤也会合成维生素 D。维生素 D 大量存在于鱼肝油中，牛奶、奶油、蛋黄和鱼肉中含量也较多。

# 中国人的饮食习惯

在我们中国人的食谱中，谷类和蔬菜扮演着主要角色。虽然北方人吃面食多，南方人吃米饭多，但大多爱吃青菜、萝卜和豆腐等。应该说，这是很好的饮食习惯。但是近年来，医学家和营养学家发现，中国人的饮食习惯中也有一些不足之处。

首先，我们的饮食中优质蛋白质略显不足。现在公认的优质蛋白质食品有牛奶、蛋类、鱼和肉类等。据统计，我国每年人均消费的牛奶和奶制品的量，只及发达国家的 1/50，印度的 1/30，泰国的 1/3。专家们对鸡、鸭、鹅肉和牛、羊、猪肉做过一番分析，结果表明，畜肉的质量不及禽肉，畜肉中最差的是猪肉。在我国的大部分地区，猪肉是最重要的肉类食品。

其次，我们的饮食中脂肪过多。这是因为中国人吃的蔬菜较多，而炒菜是离不开油的，加上我们吃的荤菜主要是猪肉，猪肉即便是瘦肉中含的脂肪也较多。

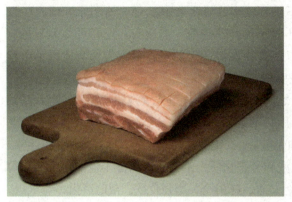

在我国的大部分地区，猪肉是最重要的肉类食品

图片作者：Eigene Aufnahme

还有不少人爱吃猪内脏，如猪肝、猪腰子、猪大肠，这些都是胆固醇含量极高的食品。大量事实表明，过多摄入高脂肪食品会引发心血管病和肠癌等。这是需要我们警惕的。

第三，我们摄入的食盐过多。一个人不能不吃盐，但吃多了又会对胃造成伤害，使血压居高不下，影响人体健康。为此，营养学家建议，一个人每天的食盐限量应是 5 克，我们应尽量吃得淡些、再淡些。

# 食品的正确搭配

对于我们从市场上买来的各种食品，怎样吃才比较科学呢？现在提倡"平衡膳食"，这是指吃的食物品种要齐全，数量要充足，搭配要合理，以便取长补短。那么，食品应该怎么搭配呢？

首先，要注意主食与主食之间的搭配。主食要粗细搭配：我们在吃米饭和面粉的同时，不妨再吃一些粗粮和杂粮。因为细粮特别是加工后的精白米和精白面粉，口感虽好，却缺乏粗粮或杂粮中的一

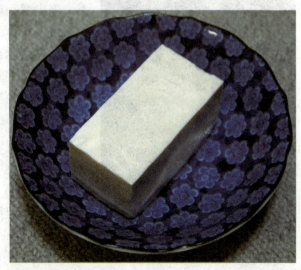

豆腐是中国传统豆制品，味道鲜美　图片作者：DryPot

些营养成分。如小米和玉米不仅有较多的维生素 $B_2$，还含有稻米和面粉中没有的胡萝卜素。此外，主食还要干稀合理搭配，如馒头、花卷可与大米粥、绿豆粥等搭配。干稀搭配可以使食物保持一定的量：量太大，会使胃肠负担过重；量太小，容易出现饥饿感。

　　其次，要注意副食与副食之间的搭配。在这里，重视荤素搭配，也就是荤菜与素菜的搭配是很重要的。因为荤菜如鱼、肉、禽、蛋、奶及其制品，富含蛋白质、脂肪、脂溶性维生素和无机盐；素菜即各种蔬菜为人体提供的是维生素、无机盐，以及各种色素、有机酸和芳香物质。荤素合理搭配不但能使人体获得全面的营养成分，还能使菜色香、味俱全，增强食欲、帮助消化。

　　国内外的科学家对食品的正确搭配进行了长时间的研究。他们发现，有些食物如果同时食用会相互冲撞，不利于人体健康。例如，虾蟹不宜与富含维生素 C 的食物一起吃，咸鱼不宜与西红柿同食。有些食物搭配在一起吃，却可以提高营养价值或容易被人体吸收。例如，牛肉与土豆、鸡肉与栗子、鱼与豆腐等。

　　我们每天吃的主食有米饭、馒头和面条等，副食有鱼、肉、禽、蛋、豆制品和蔬菜等。食物品种五花八门。但是，有些少年朋友却只爱吃某种菜或几种菜，不爱吃其他的菜。这种饮食习惯是不好的。

　　我们吃饭是为了使身体健康。人体需要各种各样的营养，如蛋白质、脂肪、糖类、维生素和矿物质等。我们长身体所需要的物质，干活需要的力气，都是靠消化、吸收这些食物获得的。例如，干活用的力气，主要来自糖和脂肪；长身体用的材料，主要来自蛋白质、脂肪和钙、磷、铁等矿物质以及各种维生素。近年来营养学家发现，过去认为可有可无的膳食纤维，在人体中有着独特的功能：能刺激消化液的分泌和肠道蠕动，缩短食物通过肠道的时间，有利于粪便的排出，还可预防动脉硬化、冠心病和癌症。

　　可是，世界上没有一种食物是集合各种营养成分的。一般来说，各种营养都分散在

营养分散在不同的食物里，吃的食物品种要齐全，搭配要合理

不同的食物里。例如，大米和馒头中富含糖类和 B 族维生素，鱼、肉、蛋、禽中含有较多的优质蛋白质，蔬菜和水果中能提供较多的维生素、矿物质和膳食纤维。由于人体对营养的需要是多方面的，因而一个人一天应该吃二三十种不同的食物，这样才能满足身体的需求。如果一个人挑食、偏食，天长日久就会营养不良，影响身体健康。

# 重视饮食卫生

　　注意饮食卫生，对于保证人体内消化器官的正常工作、充分吸收食物中的各种营养和预防疾病，有很重要的作用。在饮食卫生方面，我们应该注意以下五点。

　　首先，我们在饭前饭后都要休息一会儿。在人体消化食物的过程中，消化液起了很大的作用。人的消化液有很多种，如嘴里的唾液、胃里的胃液、肠子里的肠液等。它们只有到准备吃饭时，经过一定的时间，才会分泌出来。所以，我们饭前最好稍微歇一会儿，为体内分泌足够的消化液做好准备。这样，吃东西才有味儿，吃下去也容易消化。饭后，肚子装得满满的，胃肠要加紧消化。胃肠做这些工作时，需要血液帮忙。这时，如果你去干重活或看书写字，大量的血液就会涌向全身的肌肉和大脑，留下帮助胃肠工作的血液就少了。日子久了，就会出现消化不良。因而饭后最好是散散步，参加一些轻微的活动。

　　其次，吃饭以前要洗手。我们的一双手整天干这干那，接触各种各样的东西，难免会沾染上很多病菌、病毒和寄生虫卵。如果你吃东西前不洗手，就会"病从口入"，患上痢疾、肝炎等疾病。

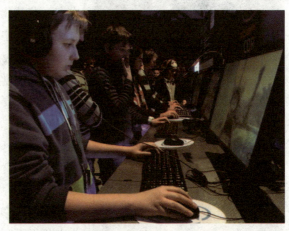

刚吃完饭就去看书或者打游戏不利于胃肠消化

图片作者：Piotr Drabik from Poland

第三，不要在情绪不好的时候吃饭，也不要在吃饭时读书看报和大声说笑。因为生气时人的食欲会大幅度下降，这样自然就吃不下饭了。吃饭时不要读书看报，和饭后要休息一会儿是同样的道理：可以让消化器官专心致志地工作。只要张开嘴，我们就可以看到咽。人吃进去的食物和吸入的空气都要经过咽，然后"兵分两路"：空气通过喉进入气管，食物则进入食管。有趣的是，喉的上半部有一块软骨。呼吸时，它像抬起的盖子，使空气畅通无阻；吞咽食物时，它又像盖子一样盖住喉口，以免食物进入气管。如果你一边吃饭，一边大声说笑，吞咽时万一这块软骨来不及盖下来，食物就会进入气管，引起剧烈咳嗽。

第四，不要暴饮暴食。科学家提出，吃饭只能吃八成饱。这是很有道理的。因为吃得太饱，过量的食物会加重胃肠的负担。时间一长，就会影响胃肠道的消化功能，引起慢性胃炎以及消化道溃疡等疾病。此外，吃得过饱还会造成营养过剩，引起肥胖。

最后，细嚼慢咽好。我们吃东西的目的是为了吸取营养。有些人吃饭时狼吞虎咽，食物一放进嘴里，还没来得及细细咀嚼，便一古脑儿地往肚子里咽。这种习惯是很不好的。要知道，只有细嚼慢咽，用牙齿把食物充分磨碎，到胃肠里才能被充分消化，营养也容易被吸收。没有经过仔细咀嚼的食物，到胃肠里后，会加重胃的负担，时间一长使人容易得胃病。科学家认为，细嚼慢咽不仅能磨碎食物，还能促使食物与唾液充分拌和。唾液中有一些消化酶和水分，与食物混合后，可以帮助食物中的淀粉变成容易被身体吸收的麦芽糖；唾液还能方便咽下食物。

有位医学家为了体验细嚼慢咽的好处，每一口饭都要咀嚼成百次后才下咽，他每顿饭只吃30口。几年以后，他作了一番体检，结果发现自己的身体十分强健。由此可见，尽可能地把食物嚼碎后再咽下，对身体是有好处的。

有些人喜欢用开水或汤泡饭吃，这对消化也是很不利的。因为水分多了，食物往往来不及嚼细，就"囫囵吞枣"地下了肚，帮

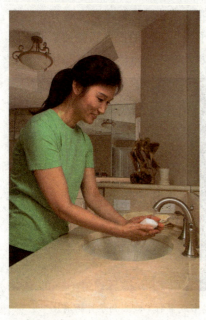

饭前要洗手

助消化的唾液无法和食物充分混合，胃液也被冲淡了。这样，食物的消化过程便乱了套，自然就吸收不到营养。经常如此，对身体健康显然是有害的。

# 当心食物中毒

当前，各种急性食物中毒事件时有发生，因此，人们开始把"吃得放心"放到了重要地位。

食物中的有毒物质从何而来呢？我们知道，农药可以提高粮食、蔬菜和水果等作物的产量，但是农药的残毒会被留在土壤里，还会以复杂的方式进入人体。在一些食物中就能发现超过标准的农药残毒。工业生产的废渣、废气和废水等，给我们的环境带来大量的铅、汞、镉等重金属。据研究，污染企业四周的蔬菜和水果中含铅量较高，金枪鱼等水产品中的含汞量最多，而镉常存在于水果和蔬菜特别是蘑菇中。受重金属污染的食品，会给人体健康带来很大危害。此外，为了缩短畜禽的生长期，提高产肉率、产蛋率，生产者常在饲料中加入生长激素等物质。

面对这一状况，我们要做到：尽量到有信誉的正规商店、超市和管理健全的农贸市场购买食品；尽可能购买正规企业生产的、有信誉的食品，如放心肉、放心菜等；不买腐败霉烂、变质或接近腐败霉烂、变质、生虫的肉类、鱼类、瓜果和蔬菜；不买病死、毒死或死因不明的禽类、畜类和水产类食品；不买死的黄鳝、甲鱼、河蟹和贝类；不购买和食用已过

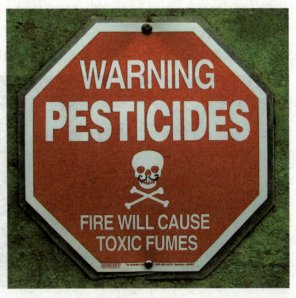

合理使用农药才能降低农药对人体的伤害
图片作者：Colin Grey

保质期的食品；不购买和食用虽未过保质期但因保管不善已经变质的食品。此外，买回来的食品应按要求进行清洗和烹调。以蔬菜、水果的清洗为例，应先用清水将蔬菜冲洗干净，然后放在不少于蔬菜重量4倍以上的清水中浸泡30~50分钟，这中间要换水两三次，最后再冲洗干净。有皮的萝卜、马铃薯、胡萝卜、冬瓜和苹果、梨等，最好是洗净后去皮再烹调或食用。

# 调味品的功过

　　有了调味品，我们的食物才会鲜美无比。因而在食物烹调的过程中，调味品是必不可少的。常用的调味品有油、盐、味精、酱油、醋、酒和糖。这类物质有一定的营养价值，还能为菜肴解腥增香。如果使用得当，会给美食锦上添花；要是使用不当，也会弄巧成拙、适得其反。

　　食油是烹调中不可缺少的调味品。食物的炸、炒、煎、烤、外涂或冷拌，都离不开它。食油本是人体重要的营养物质，通过它烹调的食物，会增加色香味，从而促进人的食欲。但摄入得太多，特别是动物油，不容易消化，还会引起肥胖、高血脂和高血压等。

　　一旦菜肴中忘了放盐，就会淡而无味。盐能增加鲜味，增强食欲，帮助消化，还能消毒杀菌。但吃的盐过多了，人容易得高血压、浮肿等疾病。

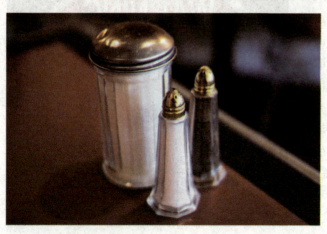

调味品使用得当，能为食物锦上添花
图片作者：Paul Goyette

　　味精的主要成分是谷氨酸钠，它味道鲜美，是很好的助鲜剂。烧菜时放的味精要适量，不要因贪图鲜味而吃得太多，因为这样不仅会掩盖食物的原味，还会影响人的身体健康。同时，烹调时温度不要太高，加热时间不宜太久，否则味精中的谷氨酸钠会变成另一种有毒性的物质——焦谷氨酸钠。

酱油是由黄豆发酵而成。它营养丰富，还能增加菜肴的鲜味和色泽，从而促进食欲。因为酱油中含有食盐，所以高血压、肾炎和浮肿病人应慎用或禁用。

醋能除腥解腻，可增加食物的鲜美和香味，使菜肴别有风味。它还能增强食欲，帮助消化，并有消毒杀菌的作用。

人们常用黄酒作为调味品。它能解除腥味，增加菜肴的鲜美和香味，使人食欲大增。

许多美味食品都离不开糖。它作为调味品，可以增加菜肴的鲜味，增进人的食欲。但吃糖太多，人就会发胖，并容易得高血脂、动脉硬化等疾病，所以使用这种调味品时要适量。

# 怎样吃方便面才健康

中国是世界上最大的方便面消费国。方便面虽然帮你节省了时间，却会带来一些健康问题。研究发现，吃一碗方便面相当于喝了65毫升酱油，盐的摄入量大大超标。

这里，我们不妨对方便面作一简略的分析。其实，方便面并不复杂，无非是精白面粉，先蒸煮熟了，接着用棕榈油快速炸制，脱去表面附着的油脂，加上料包，然后装袋而成。油炸方便面实际上就是面

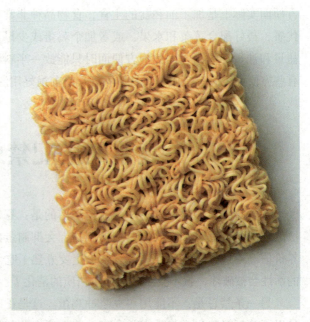

方便面是煮熟、油炸后的面　图片作者：Takeaway

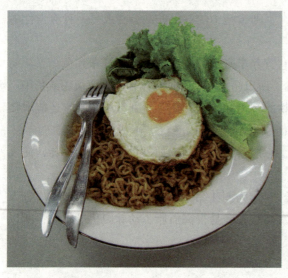

吃方便面时最好搭配其他食物
图片作者：Gunawan Kartapranata

粉加油脂，它的营养价值和炸油饼没有本质上的区别。

现在，我们看一下料包。通常，方便面中有两个料包。一个是液态调味油包，或加了不少动物油的酱料包。如果是酱料包，油脂含量会超过50%，而且在室温下通常会结块，说明其中含有较高比例的饱和脂肪。另外一个是粉包，里面含有过多的盐分，还有大量的鲜味剂。粉包中的脱水蔬菜或肉粒等"轻如鸿毛"，只能作为颜色点缀一下，没有什么明显的营养价值。

根据上述分析，关于怎样吃方便面才健康，我国食品专家提出了如下建议：方便面实际上是加了油和盐的主食，食物品种非常单调，如果一定要用方便面代餐，最好配合蔬菜和水果，或者加个鸡蛋或少量豆制品；方便面的酱料包的盐量和油量都很高，因此泡方便面时只能放一半料包，而且最好吃面不喝汤；有些方便面表面有蜡质，对身体不好，吃前最好用温水泡一泡，再倒出水。

# 豆浆的搭配禁忌

在关于豆浆的搭配禁忌中，流传最广的是：豆浆不能与鸡蛋同吃。这种说法的理由是，豆浆中有胰蛋白酶抑制物，会抑制蛋白质的消化，降低鸡蛋的营养价值。不过，通常都强调：豆浆一定要煮熟了吃。煮熟后豆浆中的胰蛋白酶的活性会被破坏，就不会影响任何蛋白质的消化了。

另一条禁忌是：不能用热豆浆冲鸡蛋。这是正确的，因为热豆浆的温度不足以充分加热鸡蛋。鸡蛋中常含有一些致病细菌和过敏原，要是这些成分未经充分加热，还保持活性，就可能会造成一些不良后果。特别是那种不吃饲料长大的"走地鸡"，下蛋的环境很不理想，蛋中含致病细菌的可能性就更大了。

不少人喜欢在豆浆中加糖。有一条禁忌说，豆浆中不能加红糖。理由是：红糖中含有一些有机酸，会与豆浆中的钙或蛋白质产生沉淀，从而降低营养价值。且不说红糖中含有多少有机酸，豆浆中原本就没有什么钙，自然也无所谓"损失"了。至于有机酸是否会与蛋白质结合，结合以后是否不容易被消化，这本身就不确定。即便是真的，红糖中那么一点有机酸，相对于豆浆中的蛋白质来说，也只是沧海一粟，完全可以忽略不计。

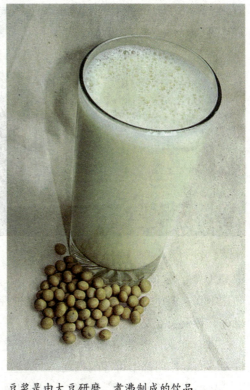

豆浆是由大豆研磨、煮沸制成的饮品
图片作者：LinasD

也有人说，豆浆中最好也不要加白糖，因为糖在人体内转化成酸，会与体内的钙或蛋白质结合，从而影响人体对钙和蛋白质的吸收。这种说法更加离谱。糖转化成酸是在吸收之后，与消化道内的钙和蛋白质是"无缘相见"的。要知道，人体总会摄入碳水化合物，最后在体内分解成糖。倘若糖转化而成的有机酸有这等破坏作用，那么我们吃进去的米饭、面包甚至蔬菜岂不是都会有这样的作用？

# 神秘的第 14 种维生素

世界卫生组织认定，人体所需的维生素共有 13 种，包括脂溶性维生素 A、D、E、K 和水溶性维生素 C 和 B 族维生素（8 种）。2003 年，日本科学家宣称，

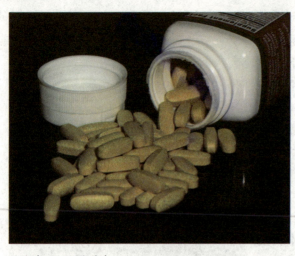

维生素B　图片作者：Ragesoss

发现了一种水溶性 B 族维生素 PQQ。如果得到世界卫生组织认定，这将是第 14 种维生素。

研究表明，1 克常见食物中 PQQ 的含量为 3.65 ~ 61 纳克。例如，蔬菜中欧芹、青椒，水果中的奇异果、木瓜，饮品中的绿茶、乌龙茶，以及豆腐中 PQQ 的含量，约为每克食物 30 纳克。引人注目的是，日本传统食物纳豆中 PQQ 的含量最高，达到了 61 纳克 / 克。母乳中的 PQQ 含量更为惊人，竟然高达 140 ~ 180 纳克 / 毫升。这说明这种神秘的营养物质，对婴幼儿的生长发育也许有着至关重要的作用。

PQQ 对人体到底有哪些功效呢？研究发现这种营养物质"多才多艺"，在许多方面的作用都不可等闲视之。

PQQ 能刺激微生物、植物、动物以及人体细胞的快速生长。有人发现，缺乏 PQQ 的雌鼠中有两三成出现了明显的缺乏症，如皮肤脆弱、脱毛、身体弯曲，严重的腹部出血甚至死亡。

我们知道，自由基是机体氧化反应中产生的一类化合物，一旦在体内积累就会损伤组织和细胞，引起慢性疾病和衰老。研究揭示，PQQ 清除自由基的能力是维生素 C 的 50 ~ 100 倍，是至今发现的抗氧化能力最强的物质。

PQQ 在神经营养和保护方面的功效更是非同一般，已发现它能促进神经生长因子的合成。PQQ 还是出色的神经营养保护药物，在治疗帕金森病和老年痴

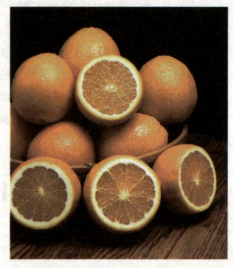

橙子中含有丰富的维生素 C。

呆症等方面具有广泛开发前景。

不过，PQQ 在人体内到底承担什么重任，至今仍是个未解之谜，有待于科研人员进一步的探索。

# "服药伴侣" 未必是水

通常，人们都以温开水冲服药物，使之成为永远不变的"服药伴侣"。实际上，药物品种五花八门，最佳服药伴侣未必是温开水。

## 1. 清热药宜用米汤服

用大米熬粥的时候，表面会浮起一层细腻的黏稠物——"米油"。它富含营养，还能健脾胃。因此，过于寒性的药物，最好用米汤作为药引送服。这样既能护胃，又可提高药效。除清热药外，泻下药如大黄、芒硝等，会直接刺激胃黏膜，服矿物药时易导致胃部不适，甚至引起腹痛、泻下。为避免这些不良反应，这些药物都应用米汤送服。此外，外感发热服解表药如麻黄汤、桂枝汤、感冒冲剂等时，喝热米汤，能帮助人体发汗、护胃，对身体康复很有好处。

## 2. 服六味地黄丸宜用淡盐水

要知道，食盐也是一味中药，味咸性寒，有清火、凉血和解毒的功效。因为其味咸，可引药入肾，能作为药引，帮助六味地黄丸直达病灶，更好地发挥补肾的作用。此外，可利用盐的寒性，给肾阴虚、有虚火的患者清火。除了六味地黄丸之外，还有一些药物也宜用淡盐水送服，如金锁固精丸、四神丸、黑锡丹、大补阴丸、

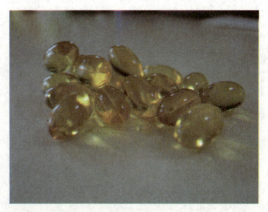

根据药品的不同，可以使用不同的"服药伴侣"
图片作者：Adrian Wold-Woldo

左归丸、左磁丸等，多为治疗肾虚的药物。

### 3. 服止咳糖浆不宜喝水

有些人在服用止咳糖浆后，会立即喝水。其实，这样会降低咽部的药物浓度，还会稀释胃液，影响胃肠道对药物的吸收。为此，有些医生会建议，患者至少在喝止咳糖浆后五分钟内不要喝水，以便提高疗效。

# 呼吸和血液循环

　　婴儿为什么一出生就发出哭喊声？这是因为哭喊可以让婴儿的口腔和咽喉腔张开，使呼吸道保持通畅；进入体内的空气，还会使他原先干瘪的两肺立即膨胀起来。这是他来到人世后的第一次自主呼吸，从此以后，他会一直呼吸到生命的最后一刻。

　　人主要是靠肺呼吸的。为什么我们的肺不是空心的呢？那样不就可以容纳更多的空气了吗？实际上，我们呼吸效率的高低并不取决于肺能装多少空气，而在于有多少氧气能进入血液中。肺泡是肺与血管交换气体的地方。肺腔里充满了肺泡，肯定要比只在肺表面有一层肺泡好得多。

　　我们的身体里也有"奔腾的江河"吗？是的。不过，它是红色的，既没有白色的浪花，也没有浅蓝色的光亮。这红色的河流就是血液。心脏是推动人体血液流动的动力站。人的胚胎在第二三周时心脏就开始启动，从此日夜不停地跳动着，直到生命终结。为什么心脏能"永不疲倦"地跳动？研究表明，人的心脏每跳动一次，大约需要 0.8 秒，这里包括收缩和舒张两个动作。在这 0.8 秒里，心房收缩只用掉 0.1 秒，舒张倒需要 0.7 秒；心室收缩只耗费 0.3 秒，舒张时间有 0.5 秒。收缩即工作，舒张就是休息。因此，虽然看起来心脏在不停地工作着，其实，它大部分时间都处于放松状态。

　　为什么人在停止呼吸和心跳后，死亡就降临了？要知道，呼吸和心跳是人生命活动的重要体征，也是医生判断患者进入临床死亡期的重要指标。要是呼吸终止了，身体得不到足够的氧气，细胞就会停止工作，首先受到伤害的是大脑，紧接着会波及机体的所有器官，人的生命之火也就熄灭了。要是心脏停止了跳动，我们的血液就不再流动，身体的各个部位会缺少氧气和营养物质，代谢废物也无法排出。不久，生命便会画上句号。

# 人体内的风箱

婴儿呱呱坠地后，第一声哭喊宣告了新生命的诞生。为什么新生命要哭喊着向人间报到呢？婴儿哭喊的意义就在于：这是他的第一次自主呼吸，从这以后，他会一直呼吸到生命的最后一刻。

人体需要氧气，需要呼吸。如果因为一时的供应不足，人的饮水、进食可以中断一两天，甚至更长时间，但是，如果呼吸中断一分钟，人就会觉得难受，要是呼吸中断几分钟，人就会窒息死亡。

印度的加尔各答发生过一起震惊世界的"黑洞"事件。在一间不大的房间里，密密麻麻地关押着 146 个人，而房间只有一个很小的"黑洞"——窗口。只不过一夜的工夫，就有 23 人因严重缺氧而死去。

人主要是靠肺进行呼吸的。人的肺部在胸部的左右两侧，呈圆锥形，像海绵那样既松软又有弹性。右面的肺比较大，大约比左肺大 15%，有三片肺叶；左面的肺只有两片肺叶。在显微镜下，我们可以看到肺内部有许多小"气球"，这就是肺泡。由于肺泡是同细小的支气管连在一起的，因而看上去就像一串葡萄。据估计，一个成年人有三四亿个肺泡。如果把它们一个一个摊开的话，面积可达 100 平方米，相当于两个教室那么大。这就为人体进行气体交换，提供了非常宽敞的场地。

肺在吸气时扩大，呼气时缩小。这一吸一呼，日夜不停，有节奏地吸进氧气，排出二氧化碳，真是个理想的自动化风箱。

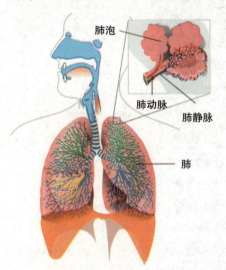

肺泡
肺动脉
肺静脉
肺

肺泡里的氧气会进入血液中，进而被输送到全身

# 气管树

在我们的颈部，有一根 9~13 厘米长的气管。气管连同它那些越分越细的分枝，就像一棵倒悬着的繁茂大树，因此在医学上赢得了"气管树"的雅称。气管下端分成左右两枝，分别通向左、右肺。相比之下，左支气管细而长，几乎是横着从气管中分出来；而右支气管粗而短，差不多是陡直地从气管中分出来。因而，一旦有异物落入气管，进入右支气管的机会要比左支气管多。

台湾的一家医院报告说：在 16 年内，该院医务人员处理过各种气管异物，从瓜子、花生米到钻戒、假牙，还有项链坠和别针等。将东西含在嘴里玩，是造成气管异物的常见原因。吃饭时狼吞虎咽、大声说笑，也容易发生这类意外。

通常气管内有了异物，人会立即产生反应，需要立即治疗。奇怪的是，极少数人的气管竟然"允许"异物久留。例如，1986 年 5 月，台湾一位医生从高雄市一位妇女的气管中取出一枚生锈的铜币。据称，这枚铜币留在患者气管里已整整 30 年了。

与大树不一样，人体的"气管树"是空心的。气管和支气管都是空气进出的管道，它们由一环一环的半圆形软骨环和周围的骨肉组成，就像洗衣机上的螺旋软管，有一定的弹性，略能伸缩而不易压扁。

"气管树"的里面充满黏膜。黏膜分泌的黏液，可以使气管和支气管内保持湿润；黏液中还含有能抵抗细菌的各种化学物质。最里面的黏膜层表面长满了细细的纤毛，像无数个小毛掸，以每分钟 12 次的频率，向咽喉方向不停地摆动，把外来的尘粒、细菌等和黏液一起送到咽部，通过咳

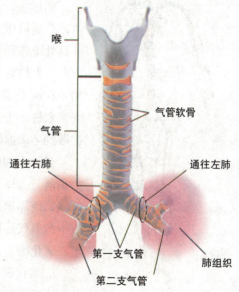

喉

气管软骨

气管

通往右肺

通往左肺

第一支气管

肺组织

第二支气管

气管下端分为左右两枝，通向肺部
图片作者：Blausen. com staff

嗽排出体外，这就是痰。

当人体受凉、呼吸道黏膜收缩、纤毛运动减弱时，细菌就容易侵入黏膜，引起支气管炎。我们的"气管树"受到烟雾或有害气体刺激后，会增加黏液的分泌量和排出量，使人不断地咳嗽和吐痰，有时还会引起气管壁肌肉收缩，使管径变细，造成哮喘。因此，为了身体健康，我们一定要保护好自己的"气管树"。

# 气体的旅行

在人体的呼吸过程中，气体进进出出，十分繁忙。

从鼻子里吸入的氧气，经过咽喉、气管和支气管后到达肺泡。肺泡和肺泡之间有丰富的毛细血管，肺泡壁和毛细血管壁加起来，只有千分之二毫米厚，因而气体进出十分方便。

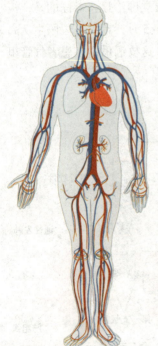

氧气随着血液循环，来到身体的每个角落

俗话说，人往高处走，水往低处流。肺泡里的气体，总是从压力大的地方跑到压力小的地方，这与水从高处流向低处十分相像。在肺泡里氧气数量多，压力大，大约为102毫米汞柱（1毫米汞柱为 $1.33 \times 100$ 帕）；而毛细血管里氧气数量少，压力小，只有40毫米汞柱。于是，氧气就透过肺泡壁和毛细血管壁，扩散到毛细血管内的血液中。

进入血液的氧气随着血液循环，来到了全身的每个角落。人体的组织细胞由于新陈代谢会不断地消耗氧气，使那里氧气的压力比血液里的低。就这样，血液中的氧气迅速进入组织细胞，经过新陈代谢后变成了二氧化碳。

二氧化碳是怎样从人体各组织细胞进入血液，又从血液进入肺泡的呢？原来，组织细胞里的二氧化碳比血液里的多，压力也比血液里的强；而血液里的二氧化碳又比肺泡里的多，压力也比肺泡里的强，所以它们顺利地从组织细胞中进入血液，然后向肺泡里扩散，最后被呼出体外。

有趣的是，当氧气穿过肺泡壁和毛细血管壁的时候，二氧化碳也穿过这两层薄膜，反其道而行之。它们彼此间互不干扰，就像同时上下火车的陌生旅客。

# 肺活量的测定

少年儿童在体检时，常常要测一下肺活量。什么是肺活量呢？人在一次尽力吸气后，再尽力呼出的气体总量，就是肺活量。人的身高、体重、胸围和体格强弱等，与肺活量都有一定关系。

有人认为，肺活量就是肺的总容量。其实，这种理解是不正确的。因为无论你怎样用力，都不可能呼尽肺中的气体，在肺里总会留下 1 ~ 1.5 升气体。肺活量是三部分气体的总量：一是平静呼吸时每次吸进或呼出的气体量（叫潮气量），为 0.4 ~ 0.5 升；二是平静吸气后再用力吸进的气体量，为 1.5 ~ 2 升；三是平静呼气后再用力呼出的气体量，为 0.9 ~ 1.2 升。

据测量，成年男子的肺活量大约为 3.5 升，成年女子约为 2.5 升。青壮年的肺活量比老年人大，运动员比一般人大。儿童的肺活量比较小，但随年龄增大会逐渐加大，到青春期后就接近成年人的水平了。我国有关部门曾经对 16 个省、市的青少年做过一番体质调查，结果表明：11 岁的男少

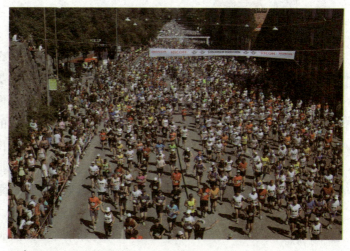

经常运动可以锻炼肺活量　图片作者：Prolineserver

年肺活量约 2005 毫升，女少年约 1877 毫升；12 岁的男少年约 2201 毫升，女少年约 2076 毫升；13 岁的男少年约 2487 毫升，女少年约 2281 毫升。

　　成年人平均一分钟的换气量只不过 6 ~ 8 升，只要大约 5% 的肺泡参与气体交换就行了。然而，剧烈运动时，每分钟的换气量上升到 20 ~ 120 升，必然要动用更多的肺泡投入气体交换的工作。这时，你就会发现：缺乏体育锻炼的人会变得气喘吁吁，呼吸快而浅，而经常锻炼的人却面不改色、轻松自如。因为体育锻炼使胸部肌肉比较发达，呼吸十分有力，一呼一吸又深又缓。对于后者来说，同样的换气量所需要的呼吸次数少，而实际得到的新鲜空气多。比如，一位运动员每分钟呼吸 15 次，每次潮气量 900 毫升；另一位缺乏锻炼的人每次潮气量只有 500 毫升，他必须每分钟呼吸 27 次，才能达到同样的换气量，而他实际得到的新鲜空气却不如那位运动员。由此可见，体育锻炼是多么重要。

# 生命的发动机

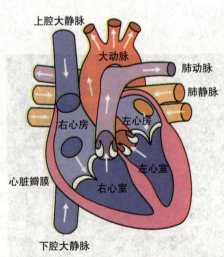

上腔大静脉
大动脉
肺动脉
肺静脉
右心房
左心房
左心室
心脏瓣膜
右心室
下腔大静脉

心脏里的瓣膜构造巧妙，使得血液只能往一个方向流

图片作者：J. Wong in Chinese Wikipedia

　　活着的人，身体是温暖的，心脏停止跳动以后，身体就逐渐变得冰冷了。因而，很多人把心脏比喻成生命的发动机。

　　人的心脏是什么模样呢？新生儿的心脏像个球。12 岁男孩的心脏像个小鸭梨，女孩的心脏则像个鸭蛋。成年后，人的心脏像个倒放的桃子，大小和自己的拳头差不多。它位于胸腔左上方，心尖贴近胸壁，当你把手按在左胸上时，可以感觉到心脏的跳动。

　　心脏是推动人体血液流动的动力站。如果你走到抽水机旁，就可以看到，抽水机——水泵通过水管把河里的水抽

吸到唧筒里，再排
放到田里灌溉庄稼。
我们的心脏工作时，
就像一个巧妙的"水
泵"。它分左右两边，
每边又分成上下两
层，上面的叫心房，
下面的叫心室。左
右两边是不通的。
心脏的四周是又厚

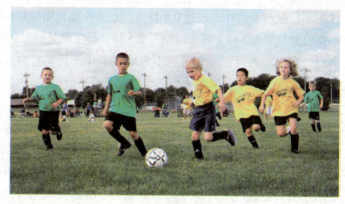

经常进行体育锻炼，可以使心脏更健康

又结实的肌肉，左心室收缩的时候，就把血液沿着血管挤压到全身，输送养料
和氧气。血液带着人体排出的二氧化碳，通过右心房流到右心室。当右心室收
缩时血液被挤压到肺，在那里呼出二氧化碳，并通过吸气接受新鲜氧气，最后
经过左心房又回到左心室，完成了人体的血液循环。在心房和心室之间，或心
室和大血管连通的地方，都有像抽水机上活塞的"瓣膜"，它们只准血液向一
个方向流，而不准倒流。

　　人的胚胎在第二三周时心脏就开始启动，从此日夜不停地跳动着，直到
生命终结。初生的婴儿每分钟心跳有120多次；哭闹或发烧的时候，心跳会
更快。随着年龄的增长，心跳越来越慢。到15岁的时候，就和成年人差不多，
一分钟只跳七八十次。这是什么道理呢？原来，小孩子的心脏推动血液向全
身流动的力量不够，只好加快跳动。长大以后，心脏的力量增强了，就可以
跳得慢些。

　　人的心跳次数不是一成不变的。一个人睡觉时心跳会变慢，站立时会比坐
着时快一些。认真做完一套广播体操，每分钟心跳可增加二三十次。学生临考
试的一刻，心脏会"怦怦"地加快跳动。如果让一些人身背30千克重物奔跑
300米，他们的心跳每分钟会超过200次。

　　经常进行体育锻炼，能使心脏收缩有力，每次排出的血量多。所以运动员
的心跳频次，每分钟只有50次左右；而身体虚弱的人，稍微一活动，心脏为了
适应需要，只好加快跳动，人就会感到心慌气短。

　　在人的一生中，心脏总是昼夜不息地跳动着。难道心脏就不知道疲倦吗？
科学家通过观察和研究发现，人的心脏每跳动一次，大约需要0.8秒，这里包括

收缩和舒张两个动作。在这 0.8 秒里，心房收缩只用掉 0.1 秒，舒张需要 0.7 秒；心室收缩只要 0.3 秒，舒张时间有 0.5 秒。舒张就是放松，实际上是心脏在休息。所以，虽然心脏看起来好像在不停地在工作，其实它的大部分时间都处于放松状态。它既会工作，又会休息，劳逸结合得十分出色。

近年来科学家在研究心脏功能时，获得了一些新发现。

例如，人体的许多器官，如脑、肝、胃、肠、肺、肾等都会生癌，心脏却不会生癌。北京医科大学的研究人员查阅了 1948—1983 年的 5 000 个尸检资料，发现其中有 395 人死于各种癌症，而没有一个人是"心脏癌"致死的。为什么心脏不会得癌症呢？专家从猪和老鼠的心脏里提取了一种物质，发现它能抑制癌细胞的生长。目前，这项研究正在进行，也许它能为人们提供与癌症作斗争的新武器。

心脏还有没有其他生理功能呢？有。1984 年，美国科学家发现，人的心脏会分泌一种叫心钠素的物质。这是一种激素，它能帮助人体处理血液中过多的钠盐。它可以增加肾脏的排尿量，以便排除多余的钠盐。这种心脏激素还能减少血容量，降低血压，减少心脏的负担。如今，国外许多研究部门和医药公司正在积极开展心脏激素的研究，试图全面揭示这种激素的生理功能，尽早应用于临床医学。

# 心脏移植

1987 年 6 月，莫斯科上演的一出戏剧《狗心》，引起了轰动。这是带有科学幻想色彩的讽刺剧，说的是一位医生为了做返老还童的试验，将人的心脏移植到狗的身上，后来这条狗居然有了人的模样，还有了人的嗜好。在现实生活中，人心是不可能移植给动物的，只会移植给严重的心脏病患者。

1967 年 12 月 3 日，在非洲最南端的开普敦市，一位默默无闻的胸外科医生——巴纳德和他的助手们，成功地进行了世界首例心脏移植手术。他们给一位濒临死亡的杂货商，换上了一颗新的心脏。这是一位 54 岁的严重心脏病患者。10 年来，他曾几度发生心肌梗死，多次入院治疗。手术进行得十分顺利：移植进去的心脏在患者体内重新跳动起来。手术后的第 12 天，病人已能起床活动。可惜在第 17 天，严重的肺炎夺去了病人手术后脆弱的生命。移植的心脏在病人体内只跳动了近 400 个小时。

巴纳德并不气馁。12 天后，他的手术小组再接再厉，开始尝试第二次心脏移植。这次的病人是一位牙科医生，严重的冠心病使他的心脏极度衰弱。心脏移植手术挽救了牙科医生的生命。手术后第 3 天，心脏

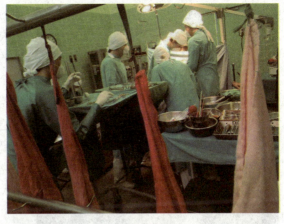

1967 年巴纳德医生进行了世界首例心脏移植手术

衰竭症状消失了。术后不久他可以起床，也能行走了。在手术后的第 74 天，他出院回家了。心脏移植手术终于取得了可喜的效果。

从此以后，心脏移植手术在世界各地开展起来。据统计，仅英国，在 1979—1986 年，就进行了 500 多例心脏移植手术。1978 年 4 月，上海瑞金医院也成功进行了国内第一例心脏移植手术。

心脏移植可以是拿掉旧的，换上新的，也可以既保留旧的，又接上新的。后一种手术也是巴纳德小组发明的。手术后在病人的胸腔中，跳动着两颗各有自己心率的心脏。移植进去的心脏，主要承担着把血液输送到全身的工作。两个心脏相互协调的工作，大大减轻了患病心脏的负担，使之逐渐恢复原有的功能。

不过，移植进去的心脏容易被人体排斥，所以有的人移植后不得不再次换心。例如，有一位 40 岁的男子，7 年里就换了 3 次心脏。

# 人造心脏在跳动

1982 年 12 月 1 日深夜，在美国犹他州立大学医疗中心，将人造心脏首次植入人体的手术正在紧张地进行着。

病人是 61 岁的牙医克拉克。6 年前，他得了严重的病毒性心脏病。此后，

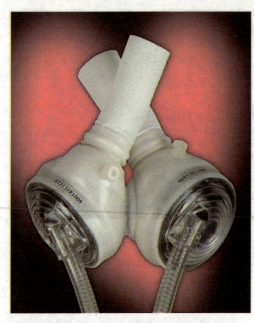

人造心脏能够挽救心脏病患者的生命

图片作者：Syn Cardia Systems, Inc

他的心脏逐渐扩张膨大，松弛乏力，丧失了挤压血液、推动全身血液循环的功能。由于心脏不能把血液送往全身，大量液体便积滞在胸腔和腹腔中，压迫肺部，造成呼吸困难；压迫肝脏，引起体内中毒。克拉克浑身水肿，他的生命危在旦夕。克拉克经过深思熟虑，正式提出了安装人造心脏的要求。

手术开始了。德弗利斯医生拿起手术刀，在克拉克的胸部划开一道口子——胸腔和心包先后被打开了。无影灯下，只见病人的心脏在轻微地颤动，好像体力耗尽的长途跋涉者，已走到了生命的尽头。

人工心肺机开动了。医生把克拉克的血管与人工心肺机接通，克拉克开始依靠体外循环生存。然后，德弗利斯果断地切除了克拉克衰弱无力的左右心室。

这时，护士送上一个用消毒蓝布包裹的人造心脏，它是由年轻科学家贾维克研制的 7 型人造心脏。激动人心的时刻到了。德弗利斯轻轻地把人造心脏装进克拉克的胸腔里，把人造心脏的导管与残留的心房缝合起来，再用扣件把两个人造心室扣在一起……人造心脏的植入手术顺利完成了。

德弗利斯开动驱动装置，压缩空气进入人造心脏的气室。"扑通！扑通！"气室一鼓一缩，人造心脏开始工作了。人工心肺机被撤除了。随着人造心脏有力的搏动声，长期积滞在病人胸腔和腹腔中的液体开始消退，水肿症状明显减轻。12 月 2 日早晨 7 时，克拉克身体情况良好。这次轰动世界的手术，在历时 7.5 个小时后，宣告胜利结束。

克拉克依靠人造心脏开始了新的生活。他的健康状况一天比一天好。一个星期后，他已经能坐起来，在轮椅上稍事活动。12 月 25 日，他还乘坐轮椅从医疗中心回家，与家人团聚。

不幸的是，1983 年 3 月 23 日，克拉克终因肺部感染、呼吸衰竭去世。他停止呼吸时人造心脏还在他的胸腔里正常地"跳动"着。到这时，人造心脏在克拉克的胸腔中搏动了大约 1 300 万次，它把克拉克从死神手中抢救回来整整 111 天。

人造心脏的成功，为千百万心脏病患者展示了光明的前景，为人类迎来了一个根治心脏疾病的时代。

# 乳白色的血液

在临床上，经常出现血源紧张的现象。因为一次胸腔大手术需要输血几百毫升，一次颅脑大手术有时要输血几千毫升。仅靠献血，这种血液紧缺的局面是难以得到改变的。于是，科学家便把目光投向了人造血液的研究。

1966 年 7 月的一天，在美国辛辛那提儿童医院的实验室里，发生了一件怪事。研究员克拉克博士在做完动物实验后，开始清点实验中用过的田鼠。他偶然间发现，一只掉进氟碳化合物溶液的田鼠依然活着。

克拉克针对"田鼠为什么淹不死"的问题展开了研究。他一次又一次把田鼠浸入氟碳化合物溶液中，半小时，一小时，一直延长到四小时。他解剖了从溶液里捞出来的田鼠，发现它们的气管里、肺里都浸溢着氟碳化合物的溶液，但它们并没有死。这是为什么呢？克拉克经过一番分析，终于明白：氟碳分子像红细胞一样，和氧气、二氧化碳都很"亲热"；在肺里，氧气浓度高，氟碳

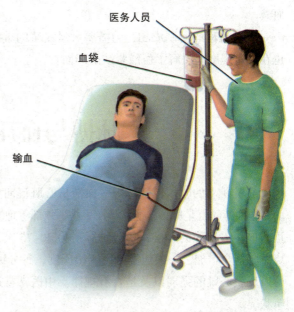

医务人员

血袋

输血

外科手术有时需要大量输血，常常导致血液供不应求

图片作者：Blausen. com staff

– 35 –

分子就和氧结合，并随着血液流遍全身；到了组织细胞那里，氟碳分子会释放氧气，和二氧化碳结合，然后随着血液，把二氧化碳送回肺里。在这里，氟碳化合物溶液充当了血液的角色。

乳白色的氟碳人造血液终于问世了。可是，克拉克发现的那种氟碳化合物颗粒较大，不容易排泄出去，积累在体内可能会引起中毒。后来，克拉克改用颗粒小、没有毒性的另一种氟碳化合物，可是实验发现，这种化合物与血液接触后会引起血管堵塞。

日本绿十字会会长内藤良一医生在克拉克研究的基础上，经过多年努力，终于找到了解决问题的方法。一种比较理想的氟碳人造血液在日本诞生了。内藤良一把这种乳白色的人造血命名为FDA。

FDA人造血液先后在老鼠、兔子、猴子身上试用，效果良好。内藤良一和他的10位同事又在自己身上进行人体实验。结果表明：人造血液进入血管后，能有效地运送氧气和二氧化碳，不凝血，且没有不良反应。1979年4月，在日本这种乳白色的血液第一次被用于临床。世界其他国家也开始了人造血液的研究和应用。值得一提的是，1980年6月，我国科学家也成功地在临床上应用了氟碳人造血液。

人造血液的研制成功，为需要大量血浆的重症手术患者提供了血液保证，也在一定程度上缓解了血液紧缺的局面。

# 脉搏与血压

心脏跳动的时候，动脉——血液从心脏流向全身的管道——一张一缩地搏动，这种搏动就是脉搏。通常，在手腕、颈部等地方，我们用手就可以摸到脉搏。正常成年人安静的时候，每分钟脉搏为70~75次，儿童的脉搏比较快。人在发烧时脉搏会增加，一般体温升高1摄氏度，每分钟脉搏大约增加10次。脉搏还可以反映心跳的强弱以及是否有规律。中医常常通过"搭脉"来了解人们的健康状况。

从脉搏中还可以了解一个人的心理状态。苏联宇航员加加林飞向太空时，科学家就记录了他的脉搏状况，从中知道了他有良好的自制力。现在训练飞行员时，也往往根据他飞行中的脉搏情况，判断他对飞行动作的掌握程度。

血液在血管里流动时，会对血管壁产生压力，这就叫做血压。血压是医生用来判定人的心脏和血管情况的重要依据。其中，心脏收缩时的血压叫收缩压，心脏舒张时的血压叫舒张压；收缩压较高，而舒张压较低。人在幼年时血压较低，一般到了少年时期，血压就向成年人靠拢了。

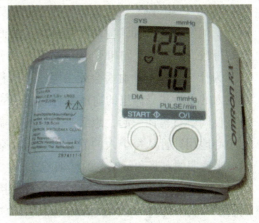

通过测量血压可以得知一个人的血压是否正常

据测定，中国人正常血压的数值是这样的：11~15 岁的男孩收缩压是 100 毫米汞柱（1 毫米汞柱为 $1.33 \times 100$ 帕），舒张压是 62 毫米汞柱，女孩收缩压为 96 毫米汞柱，舒张压为 60 毫米汞柱；16~20 岁时，男青年的收缩压和舒张压分别是 104 毫米汞柱和 64 毫米汞柱，女青年分别是 98 毫米汞柱和 61 毫米汞柱。正常成年人的血压，收缩压是 100~140 毫米汞柱，舒张压是 60~90 毫米汞柱。如果收缩压超过 140 毫米汞柱，舒张压超过 90 毫米汞柱，那就是高血压了。如果收缩压低于 80 毫米汞柱，舒张压低于 40 毫米汞柱，就是低血压。

# 输血的故事

很早以前，人们就在思索：既然人和动物会因失血过多而死，难道不能用补充血液的办法来挽救生命吗？为此，古埃及的王宫贵族常常喝俘虏的血。古罗马人会在角斗场上，用舌头舔食奄奄一息者的鲜血。他们认为，舔食人血可以使自己"增强体力"，变得更加强壮。当然，这完全是无稽之谈。

据记载，人类历史上第一次输血发生在 1492 年。年老的罗马教皇英特森诺八世已处于昏迷状态。在万般无奈的情况下，医生往他的血管里输入了三个少年"纯洁"的血液。可是，教皇还是一命呜呼了。

19世纪30年代，英国医生布伦达尔发现，有些产妇在分娩时因流血过多而死。他发明了一种注射器，将健康人的血输给了大出血的产妇。结果，有些产妇得救了，有些产妇却不知什么原因，仍然被死神夺走了生命。

为什么有些人输血后会死去呢？奥地利血液学家兰德斯坦纳分析，这可能是输入的血液和身体里的血液混合后造成的。1900年，兰德斯坦纳把实验室里的五位同事召集在一起，想看一看彼此的血液混合后，究竟会发生什么变化。他小心地用针管从每个人的静脉里抽出几毫升血液，又把每个人的血液分成淡黄色半透明的血浆和鲜红色的红细胞。

兰德斯坦纳分别用试管把它们分开。接着，他在一个白色的大瓷盆上，分别滴了六滴来自同一个人的血清。然后，他把每个人血液里分离出来的红细胞，分别滴在每一滴血清上混合起来。这时，一种奇怪的现象出现了：有的血清中滴入的红细胞，仍然均匀地分布着；而有的血清中滴入的红细胞，却凝结成了絮团状。兰德斯坦纳终于发现：这种红细胞的凝集现象，正是造成输血不良反应的根本原因。

经过反复实验和深入研究，兰德斯坦纳最终揭开了输血反应的真相。原来，人的血液可以分成不同的类型，这就是血型。红细胞的血型通常有A型、B型、AB型和O型。实验表明：A型血不能输给B型和O型血的人，B型血不能输给A型和O型血的人，O型血可以输给各种血型的人，AB型血的人则可以接受任何类型的血。兰德斯坦纳的这一研究成果，为安全输血提供了科学保证。为此他获得了1930年诺贝尔生理学及医学奖。

| | A 型血 | B 型血 | AB 型血 | O 型血 |
|---|---|---|---|---|
| 红细胞 | A | B | AB | O |
| 凝集素（抗体） | 抗 B 凝集素 | 抗 A 凝集素 | 无凝集素 | 抗 B 和抗 A 凝集素 |
| 凝集原（抗原） | A 型凝集原 | B 型凝集原 | A 型和 B 型凝集原 | 无凝集原 |

决定四种血型的奥秘

# 为什么人血是红色的

我们的身体里也有奔腾的江河。它是红色的，既没有浪花，也没有光亮。这红色的江河就是血液。

我们体内红河的"水量"很少。在我国，一个健康男子平均每千克体重大约只有80毫升的血液。如果他的体重是60千克，那么他全身的血液大约是4 800毫升。女性比男性还要少一些。我国健康女子每千克体重只有75毫升左右的血液。

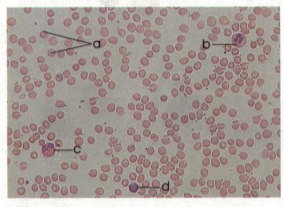

人的血液涂片
图片作者：Jagiellonian University Medical College

人体红河的"水量"不是一成不变的。长期卧床的病人的血量就会多一些。正常人的血量变化一般不超过10%。一旦超过这个比率，如成年男子一次失血500毫升以上，就可能发生轻度休克。如果一个人血量损失超过30%，就会有生命危险。

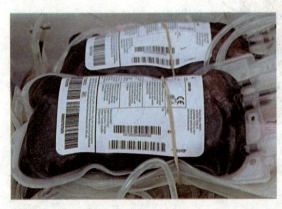

献血　图片作者：montuno

这红河的"水"是在封闭的管道——血管里流淌的。血管遍布人体的每个角落。在你的身上，无论什么地方被刺破了，都会流出鲜红的血液。血管纵横交错，由大血管分出小血管，小血管分出细血管，细血管再分出毛细血管……它们组成了复杂的血管网。有人做了一番计算：一个成年男子身

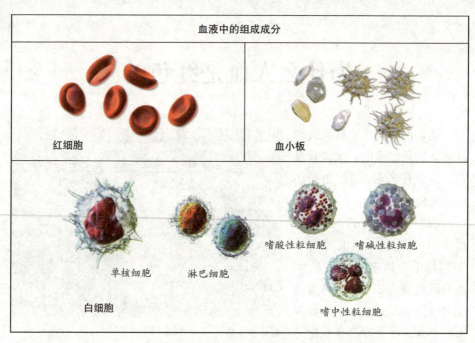

人体血液中的细胞种类　图片作者：Blausen. com staff

上的血管，大大小小竟有 1 000 多亿条。要是把它们首尾连接起来，长度可达 10 万多千米，足足可以绕地球两周半。

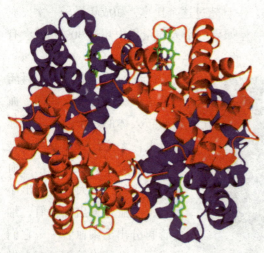

血红蛋白结构
图片作者：Zephyris at en. wikipedia

人体的血液是由红细胞、白细胞、血小板和血浆组成的。红细胞形体微小，像一只两面都凹进去的小圆盘。在 1 立方毫米血液中，正常男子大约有 450 万~500 万个红细胞，正常女子大约有 400 万~450 万个红细胞。人体内的红细胞虽然十分微小，但是它们的表面积加起来竟有 3 800 平方米，相当于一个足球场那么大，几乎是人体表面积的 2 000 倍。

人的血液为什么是红色的

呢？这是因为红细胞里充满了含铁的蛋白质，它叫血红蛋白，又叫血色素或血红素。血红蛋白是运输氧气和二氧化碳的能手。血液流过肺的时候，会排出二氧化碳，吸进新鲜氧气，带铁的血红蛋白与氧结合，就使血液变成鲜红色。一旦血液流向全身各处，就会把氧气输送给机体的每个细胞，同时接受细胞产生的二氧化碳。这时，血红蛋白里的氧大大减少，血液就变为暗红色。

由于血红蛋白离不开铁，所以我们平时要保证铁的吸收。我们一日三餐吃的米、面、蔬菜、豆制品、肉、蛋等食品中都含有丰富的铁。有些青少年比较挑食，不喜欢吃蔬菜和豆制品等，这样就会使体内缺少铁，带来血色素太低和贫血的毛病。

也许有人会问：铁与氧结合会变成铁锈，为什么人体中的铁不会生锈呢？原来，血液中的铁被"锁"在血红蛋白的复杂结构里，可以吸取和放出氧，却无法与氧发生化学反应，因此就不会生锈了。

# 勇敢战斗的白细胞

血液不仅是运送氧气和二氧化碳的运输线，而且是人体抵抗病菌外来侵害的防线。白细胞就是这条防线上冲锋陷阵的勇士。

白细胞是怎么被发现的呢？1865年，俄国动物学家、免疫学家梅契尼科夫很想知道动物是怎样成长的，又是怎样衰老和死亡的。他以一些身体透明的小动物为研究对象，因为这样，他在显微镜下观察就一目了然了。有一次，他在研究水蚤的消化作用的时候，发现水蚤体内有一种细胞，能游过去吞食酵母菌。又有一次，他随手把一根蔷薇刺进海星的体内，蔷薇刺上难免会带有细菌。不一会儿，那种细胞就游到蔷薇刺的四周，奋力围攻闯进来的细菌。这是怎么回事呢？他决心要把这件事弄明白。他找了一些透明的虫子，将细菌一一

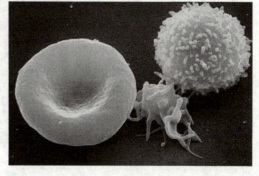

从左向右依次为：红细胞、血小板、白细胞

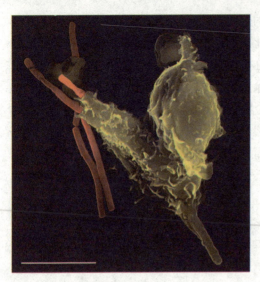

白细胞正在"缉捕"炭疽杆菌

图片作者：Volker Brinkmann

注射到虫子的体内。一开始，细菌就在虫体内活跃起来了，然而虫体里的那种细胞马上围了上来。两军相遇，一场激战立即开始了。结果，虫体里只有少量细菌的，细菌被那种细胞吃掉了，虫子仍正常生活着；虫体里有大量细菌的，那种细胞寡不敌众，被打败了，虫子也就慢慢死去了。经过研究，梅契尼科夫终于明白：那种细胞是保卫身体的勇士。他把它称为"白血球"。据他自己的解释，在希腊文里，白血球的意思就是"吞噬细胞"。直到现在人们都把那种细胞称为白细胞。

　　白细胞是圆形的。其实它们不是白色的，而是无色的。医生在验血时为了看清它们，才给这种血细胞染上了颜色。人体每一立方毫米的血液里，大约有 4 000~10 000 个白细胞。当病菌侵入人体时白细胞就会迅速增加，从四面八方涌来，吞噬病菌。所以，医生常常给发烧病人验血，如果白细胞多于 8 000 甚至 10 000 时，那就说明体内已有大量病菌在捣乱了。如果是外伤，一部分白细胞会在奋勇杀敌时死去，与坏死的组织和病菌一起形成脓液。

　　血小板也是血细胞家族中的重要成员。它的身体太小，连红细胞的一半也不到。血小板的数量也不算多，正常人体每立方毫米的血液中，大约有 10 万 ~30 万个。

　　血小板一点也不像一块板，它们多数是两面凸起的椭圆球体，还有些是不规则的碎片。1841 年，有个英国

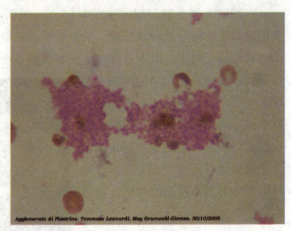

Agglomerato di Piastrine. Tommaso Leonardi, May Grunwald-Giemsa. 30/10/2005

血小板能够"抱团"，使伤口凝血

图片作者：Tleonardi

人首先发现了这种血细胞，但在当时他并不知道血小板有什么作用。14年后，人们才陆续认识了血小板在人体中的重要作用。风平浪静时，它们排列在血管壁上，使血管壁十分光滑，血液流动可以畅通无阻。一旦皮肤被划破、血管破裂，血小板就会赶往"出事地点"，一个接一个，越聚越多，黏成一团，像小塞子一样堵住伤口。同时血小板会释放一些化学物质，使血管收缩变细，血流减慢，促进止血。此外血小板还会释放一些与凝血有关的物质，使血液凝固成块。通常，只需要三四分钟，血小板就能排除险情，完成"凝血工程"。

医学家认为，人体内几乎每天都会发生上百次微细血管破裂，幸亏有血小板奋勇抢险，才使我们安然无恙。要是体内血小板的数量太少，止血功能就会大受影响。这时，人就容易出血，如碰一下身体皮肤会发青、皮下会有出血点等。反过来，血小板太多了也不行。有一种病叫血小板过多症，病人每立方毫米血液中的血小板多达几百万个。它们常常聚集在一起，就有可能形成血栓，堵塞血管，使血流不畅，给人体带来严重后果。

# 血的"故乡"

人体的血细胞就像一个个小生命，时时刻刻都在进行新陈代谢，老的血细胞衰老、死亡了，新的血细胞又成熟了。现在已经知道，红细胞的平均寿命是120天，白细胞的平均寿命是13天或几个星期，血小板的寿命最短，大约只有9.6天。所以，正常人体内每天都有一定数量的血细胞消亡，又有一定数量的血细胞诞生。

那么，人体的血细胞是在哪里诞生的呢？现已查明，骨髓是人体的造血器官。我们每个人都有一副结实的骨骼，在骨骼的空腔里，装着骨髓。在显微镜下观察，骨髓就像许多精巧的蜂窝状小房间，里面生活着各种血细胞。严格地说，只有胸部、脊柱和髋部的骨髓，才有造血功能。

在婴儿出生后的五个月内，肝、脾曾是主要的造血器官。之后，它们会"功成身退"，把造血重任让给骨髓。不过，在人体严重贫血等情况下，它们又会自动恢复造血功能。

有些人担心献血会影响身体健康。其实，这种担心是多余的。因为人体内

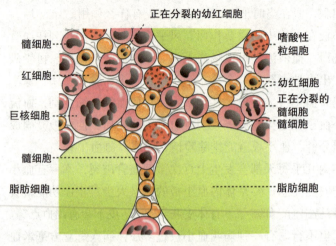

正在分裂的幼红细胞

髓细胞

红细胞

巨核细胞

髓细胞

脂肪细胞

嗜酸性粒细胞

幼红细胞

正在分裂的髓细胞

髓细胞

脂肪细胞

骨髓是细胞的"故乡"，这里生活着各种血细胞

的血液总量通常是相对恒定的。医学研究表明，一个身体健康的人，一次失血量如果不超过血液总量的10%，对健康是没有多大影响的，因为失去10%的血液后，人体会动用三大血库（肝、脾和毛细血管系统）中的血。据测定，如果肝脏里的毛细血管全部开放，能装下全身血液总量的55%。与此同时，骨髓会加快血细胞的形成。不过，血细胞的恢复过程比较缓慢，一般要几个星期才能恢复正常状态。一个正常的成年人每次献血200毫升，只占体内血液总量的4%~5%，是不会影响身体健康的。可是，如果一个人一下子失血过多，比如超过20%，那将会使健康大打折扣。

# 健肺之道

在正常情况下，成年人每分钟呼吸14~18次，每次吸入和呼出的气体都是500毫升左右。刚出生的婴儿的肺并不大，一次吸进的空气只有20毫升左右。十七八岁的青少年，一次吸进的空气差不多有400毫升。

一个人跑步的时候吸入肺中的氧气，要比躺在床上的时候多6倍。一般来说，深呼吸对人体健康是有益的。因为平时人体需要的氧气并不太多，只要二十分之一的肺泡进行工作就足够了。而深呼吸可以把新鲜空气送到深部的肺中去，同时把那里的二氧化碳呼出去。所以，每天做几次深呼吸，就好像进行几次体内大扫除一样。不过，深呼吸的时间不宜太长。

在从事剧烈运动或繁重的劳动时，人体需要较多的氧气，同时排出大量的二氧化碳。平时缺乏锻炼的人，由于呼吸肌力量有限，胸腔不能充分扩展，只好用加快呼吸次数来弥补氧气的不足。这时，他会感到心慌气短，每分钟呼吸次数要比平时多两三倍。而运动员肌肉发达，呼吸肌强而有力，能使胸腔充分舒展，每一次呼吸都有大量的氧气进入和二氧化碳排出，不需要加快呼吸次数。所以，经常锻炼身体可以增强肺的呼吸功能。

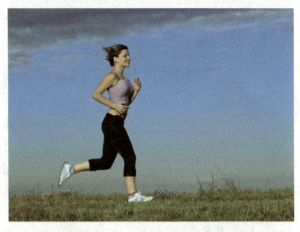
一个人跑步的时候吸入肺中的氧气，要比躺在床上的时候多6倍

空气中的氧气含量一般为20.95%，但在不同的环境条件下，也会有一些差别。在人多的房间里，由于氧气消耗量大，呼出的二氧化碳多，氧气的含量就会减少。所以，我们要多开窗，经常保持室内空气流通。冬天晚上睡觉的时候，有些人喜欢把头蒙在棉被里，结果早晨起床后，常常眼皮浮肿，精神萎靡不振。这是因为棉被里氧气的供应受到限制，而二氧化碳的浓度越来越高，使人体内各器官的正常工作受到了影响。

# 呼吸道的大门——鼻腔

我们每个人都会不断地从外界吸入氧气，呼出二氧化碳，这就是呼吸。在人体的呼吸过程中，鼻子有着举足轻重的作用。鼻子是呼吸道的大门，它会对空气中的尘埃进行过滤，又能对吸进来的空气进行湿润、加热和消毒。

空气进入鼻孔后，会遇到许多鼻毛。它们纵横交错，形成一道"防护林"，把混在空气中的灰尘阻挡在外面，保证肺的清洁。所以，我们千万不要挖鼻孔、拔鼻毛，破坏这天然的"防护林"。

鼻腔表面覆盖着一层红润的黏膜，它会分泌清米汤那样的黏液，使鼻黏膜

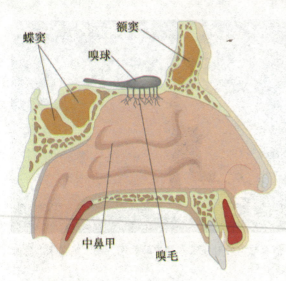

鼻子结构。图片作者：The Emirr

得到湿润。这就是鼻涕。平时，一个人每天流出的鼻涕大约有1 000毫升。然而，谁也没有感到自己每天流了这么多鼻涕。这是因为黏液一流出黏膜，里面的水分就变成了水汽，使通过鼻腔的空气变得温暖而潮湿，同时把漏网的灰尘黏住或清除掉。有人曾做过测定，外界零下7摄氏度的冷空气经鼻腔后温度可升高到28.8摄氏度；如果外界气温不太低，这种加热作用就会小一些。空气温度为18摄氏度时，经过鼻腔就只能升高10摄氏度。此外，鼻腔黏液中还有一种叫溶菌酶的物质，能把闯进来的细菌杀死。最后只有剩下的一小部分黏液变成了多余的鼻涕，被人擤出体外。人伤风感冒后鼻黏膜会发炎肿胀，产生的黏液特别多，来不及都变成水汽，结果鼻涕便总是流个不停。

由此看来，鼻子确实像个精美的空调器。它具有加温、湿润、清洁和消毒等多种功能，经过它处理的空气十分适宜人体呼吸。可是嘴巴里空空如也，根本没有这些"设备"，灰尘和病菌可以长驱直入，这对于肺显然是非常不利的。许多人都有这样的体会：感冒时鼻子塞住了，不得已只好用嘴巴呼吸；不多久你就会感到喉咙又干又痒，特别难受。为此，我们平时不能用嘴呼吸，而要用鼻子呼吸。

# 千万别吸烟

少年朋友千万不要沾染吸烟的坏习惯。因为少年吸烟会影响发育，危害身体。

你别小看一支烟，点燃以后产生的化学物质高达6 000多种，其中有害物质就有600多种。如果你吸烟的话，这些有害物质就会悄悄地进入你的体内，一点点地积累起来，危害你的身体健康。

烟草和烟雾中都有一些致癌物质，如苯并芘、亚硝胺等。因此，相对于不吸烟的人，吸烟的人得肺癌的危险性要高出 8~12 倍，得喉癌的危险性要高出 8 倍，得食管癌的危险性要高出 6 倍，得膀胱癌的危险性要高出 4 倍。

可以毫不夸张地说，吸烟对我们的全身都有害。

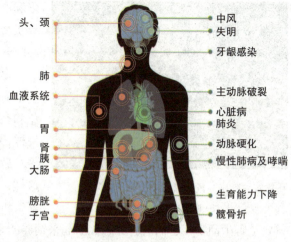

头、颈　　　　中风
　　　　　　　失明
　　　　　　　牙龈感染
肺
血液系统　　　主动脉破裂
　　　　　　　心脏病
胃　　　　　　肺炎
肾　　　　　　动脉硬化
胰　　　　　　慢性肺病及哮喘
大肠
膀胱　　　　　生育能力下降
子宫　　　　　髋骨折

吸烟会对这些器官产生不良影响

就拿呼吸系统来说吧。吸烟多了，咳嗽、吐痰就会增多，时间一长就容易得支气管炎，并引起肺气肿，最后可能发展成肺源性心脏病。

吸烟对心血管系统也有不良影响。吸烟多了，血管会痉挛收缩，血流会变慢，心脏的负担会加重。所以，吸烟的人得心血管疾病的概率要比不吸烟的人高 8 倍。

我们的胃肠道只管消化，按理说与吸烟没有什么关系吧！其实不然。烟雾中的有毒物质会使消化道黏膜产生炎症，降低消化液的分泌量，使消化道溃疡的发病率成倍增长。

吸烟对人体大脑的影响也不能低估。现已发现，吸烟会分散人的注意力，使记忆力减退。

科学家已经注意到：与成年人相比，青少年吸烟的危害性更大。据调查，不到 15 岁开始吸烟的人，比不吸烟的人肺癌的发病率要高 17 倍。因此，为了自己和周围人的健康，少年朋友千万不要吸烟。

# 保护你的心脏

英国著名医学家哈维说过，太阳是世界的心脏，心脏是人体的太阳。把太

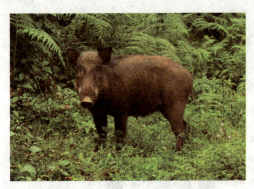

野猪的心脏比家猪要大，运动能力也更强

图片作者：PJeganathan

阳和心脏连在一起，可见心脏是何等重要。我们要好好保护心脏，让心脏健康成长。

早在几百年前，有人就发现了一个有趣的现象：养在笼子里的家兔和在野外的野兔，心脏的大小不一样，野兔的心脏要比家兔大两三倍。后来，人们知道：不光兔子是这样，野鸭、野鸡、野猪与家鸭、家鸡和家猪相比，也是如此。总之，只要是野生动物，它们的心脏总比圈起来饲养的家禽家畜大。为什么野生动物的心脏强而有力呢？原因只有一个：这些动物整天奔跑、跳跃，因而心脏变得越来越强壮。

我们人类也是这样。医生们已经注意到，准妈妈在怀孕期间不敢活动，不敢参加体力劳动，那么她生下来的婴儿往往是"小心脏"。

有人做过一番计算，坐着休息或稍微走动一下时，心脏每分钟输出 3~6 升的血，就能满足全身的需要了；干点比较费力的活儿，心脏每分钟就得输送八九升的血，比休息时增加了两三倍；如果进行剧烈运动，就会增加得更多，大约等于休息时的六七倍。

即使是同样年龄的人，心脏输送血液的力量也不一样：有的人心脏个儿大，送血的力量强；有的人心脏个儿小，送血的力量弱。这两种人一起散步时，每分钟心跳的次数还差不多。要是都去跑步，他们的差别就显示出来了：前一种人从容不迫，精神抖擞；后一种人心慌气喘，狼狈不堪。

我们每个人都希望自己有一颗个儿大、力量强的心脏。要做到这点，窍门只有一个：坚持体育锻炼。现代生理学研究告诉我们，青少年只要坚持体育锻炼，不到一年的时间，就能使自己的心脏变得强而有力。

# 人体的『司令部』

　　大脑是我们使用得最多、了解得最少的器官之一。人类之所以被称为"万物之灵"，灵就灵在有一个发达的大脑。人脑管看、管听、管嗅，与全身痛痒有关。我们的心脏搏动、消化液分泌，以及复杂的思维、紧张的劳动，这一切活动都是在大脑的指挥下进行的。大脑是神经系统的中枢，是思维活动的"指挥官"，是人体的"最高司令部"。

　　我们对大脑知之甚少的一个重要原因，就是它实在太复杂了，而且通过解剖得到的只是脑的形态构造，无法得知它在正常工作时的状态和原理。窥探大脑的秘密是极为困难的。因为大脑只在人活着时才起作用，而人脑的思维是看不见摸不着的，没有哪种仪器可以客观准确地探知某人在思索什么。

　　科学家们努力收集伟人、科学家、艺术家的大脑样本，希望从中破解大脑结构方面的奥秘。然而，迄今为止这项研究发现的最大秘密，竟是毫无秘密：爱因斯坦的大脑结构并无特殊之处，列宁的大脑重量居于中等水平。这究竟是为什么呢？

　　有关大脑的疑问多得难以计数。例如，由无数神经细胞、突触、灰质和白质组成的大脑是怎样产生"无形的精神和思想"的？大脑中是否有类似"笔记本"或"照相册"之类的东西，使我们能对往事产生记忆？为什么对于同一件事，每个人的想法却大相径庭？为什么脑子越用越聪明？我们怎样才能使自己更聪明……

　　科学家正在努力解开这些迷团，开发出大脑更多的潜藏的功能，青少年朋友则应该珍惜人脑发育的大好时机，努力学习。

# 了不起的大脑

　　人类之所以被称为"万物之灵"，灵就灵在有一个发达的大脑。在动物世界中，猿猴的智力是名列前茅的，但它们的脑重远远不及人类：黑猩猩的脑重为420克，大猩猩接近500克，而现代人大脑的平均重量为1 450克。人的一切活动都是在大脑的指挥下进行的。脑是神经系统的中枢，是思想活动的"指挥官"，是人体的"最高司令部"。

　　人脑包括大脑、小脑、间脑和脑干。脑干是大脑、小脑和脊髓互相联系的重要通道，对心跳、血压、呼吸、吞咽和唾液分泌等起调节作用。间脑具有调节内分泌的功能，还能调节体温、食欲和情绪等。小脑在脑干的两旁和后侧，能维持身体平衡，调节肌肉张力，协调运动。如果小脑有病，那么人走起路来就歪歪斜斜，像喝醉酒一样。

　　现已知道，人的大脑是由两个不完全分离的大脑半球——左脑半球和右脑半球组成的。人的语言功能，包括说话、书写和计算等能力都是左脑半球负责的；右脑半球则具有感知音乐和临摹绘画等能力。

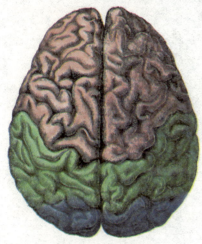
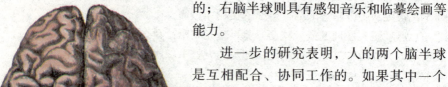
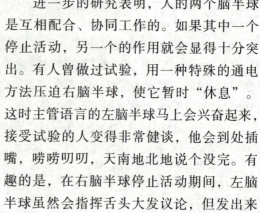

　　进一步的研究表明，人的两个脑半球是互相配合、协同工作的。如果其中一个停止活动，另一个的作用就会显得十分突出。有人曾做过试验，用一种特殊的通电方法压迫右脑半球，使它暂时"休息"。这时主管语言的左脑半球马上会兴奋起来，接受试验的人变得非常健谈，他会到处插嘴，唠唠叨叨，天南地北地说个没完。有趣的是，在右脑半球停止活动期间，左脑半球虽然会指挥舌头大发议论，但发出来

人的大脑分为左脑半球和右脑半球

的声音和声调却完全变了样，既没有节奏，也没有抑扬顿挫。这是因为右脑半球虽然不管语言，却负责控制说话的声调。也就是说，在语言方面，左、右脑半球的作用是相辅相成的。

人的大脑也有一个生长发育的过程。4个月的胎儿，大脑皮层是光滑的，没有一点皱褶；到6个月，大脑才成形；再过一个月，出现了皱褶的痕迹；等到八九个月，大脑皮层就有凹有凸，皱褶十分明显了。婴儿出生以后，这种皱褶还在不断加深、变多，一直持续到两周岁。

一个人从出生到十八九岁，大脑的发育特别快。新生儿的脑重约390克，相当于成人脑重的三分之一；9个月时，增加到660克；2岁半至3岁时，脑重增加到900~1 010克，相当于成人脑重的三分之二；到7岁时，可以达到1 280克，相当于成人脑重的90%左右。如果你已经是个十几岁的少年，那么量量你的头围，肯定和你父母亲差不多了。由此可见，大脑的发育有多快！

每个青少年都应该珍惜大脑生长发育的大好时机，努力学习。

# 人类最伟大的奇迹

你拍过照片吗？把照相机对准夕阳下的苍松、水面上的鸳鸯，"咔嚓"一声，便把大自然的迷人景色印记在存储卡上，复制出同样图像的照片。你用过录音机吗？只要按下录音键，相声演员逗人发笑的话语、国内外歌星动人心弦的歌声，都可以录在磁带上，以后随时都能播放出这些声音。其实，我们人体比照相机和录音机更高明：可以通过五官，把外界一切事物、声音、气体、色彩和感触，都记在脑子里，还可以随时回忆起它们。这就是人的记忆。

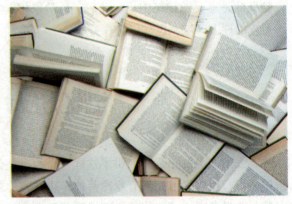

据说人脑能够装下5亿本书的知识容量

图片作者：Johannes Jansson/norden. org

　　记忆是人类最伟大的奇迹。刺绣姑娘巧手银针，来回穿梭，一幅幅绣品形神兼备，靠的是动作记忆。画家泼墨挥毫，成竹在胸，靠的是形象记忆。演说家慷慨陈词，令人信服，靠的是词语记忆。表演艺术家嬉笑怒骂皆成文章，酸甜苦辣历历在目，靠的是情感记忆。

　　人的记忆有长短之分。最短的是瞬间记忆，只能保持 1 秒钟左右，一下子就会忘得精光。稍长一些的是短时记忆，可以保持大约 1 分钟，过后也会忘掉。例如，一个临时性的电话号码。最长的要数长时记忆了，能保持较长时间，甚至终生不忘。例如，多年不见的亲人的音容笑貌，总是令人难以忘怀。

　　记忆是大脑的功能，一个人不能没有记忆，否则就会六亲不认，更不用说周围的同学或同事了。从某种意义上说，没有记忆就没有社会的进步，就没有人类的今天。试想如果这边学，那边忘，今天做，明天丢，又怎么能总结经验，不断提高呢？因此，有人把记忆看成是"智慧的仓库"，这是很有道理的。

　　人脑的记忆容量是相当惊人的，据研究，相当于 5 亿本书的知识总量。

　　人脑把这么多信息存放在哪里呢？ 1951 年，加拿大神经外科医生彭菲尔特在给一位癫痫病人做手术时，偶然刺激到病人右脑半球的颞叶。突然病人回忆起过去欣赏管弦乐队演奏的一幕。彭菲尔特重复刺激时，病人再一次想到了同样的音乐。后来这位神经外科医生在给 11 岁的患儿做手术时，刺激了他的右脑半球的颞叶，这个孩子一下子回忆起过去跟小伙伴们玩耍的情景。事实表明，大脑颞叶是重要的记忆中枢。此后，科学家相继发现，大脑与间脑交接处的边缘系统的许多区域，也与记忆有关。

# 记忆超人

　　《三国演义》第六十回讲了这样一个故事：张松去许都求见曹操，曹操见张松矮小，相貌又丑，便有意冷落他，边洗脚边接见，使张松憋了一肚子气。次日，曹操掌库主簿杨修拿出曹操新著兵书《孟德新书》给张松看，意欲显示曹操的才华。张松看了一遍就记了下来，故意笑曰："此书吾蜀中三尺小童，亦能暗诵，何为新书？此是战国无名氏所作。"杨修不信，张松说："如不信，我试诵之。"遂将《孟德新书》从头至尾朗诵一遍，并无一字差错。杨修大惊，就去告知曹操，曹操惊奇地说："莫非古人和我想的都一样？"认为自己的书没有新意，就让人把那本书烧了。其实是曹操上了张松的当：张松用他惊人的记忆力，把整部《孟德新书》背了下来。

古今中外，类似张松这样过目不忘的大有人在。我国东汉时的思想家王充，年轻时看书，"一见即能诵忆"。三国时期魏国的王粲，能"过目不忘"。有一次，他与朋友们看见路边的一篇碑文，朋友们有意要考他一下，叫他把刚看过的很长的碑文背诵出来，他果然背得一字不差。

唐朝有个学士叫常敬忠，十几岁时他已经把五经背得滚瓜烂熟。有一次，唐玄宗叫人考他，拿出一本非常罕见的万言书，要他阅读10遍后背诵出来。结果，常敬忠读到第7遍时，就能一字不漏地背出来。

唐朝有个崔涓，刚到杭州做刺史时，为了熟悉衙门中的书吏、差役等人，便命每人以纸一幅，用大字写上自己的姓名，缚于襟上。他看过一遍后，面对好几百个书吏、差役，都能直呼其名。

1983年，我国首届民间文学一等奖的获得者是一位66岁的老人，他就是《玛纳斯》的歌手朱素甫·玛玛依。《玛纳斯》是我国柯尔克孜族流传的一部英雄史诗，有25万行诗句，朱素甫·玛玛依却能完整地背诵出来。

欧洲核研究中心一位荷兰的程序设计专家克莱因也是个记忆高手。他能记住 100×100 以下的乘法表，1 000×1 000 以下的平方根，150 以下数字的对数值，而且能记到小数点后面第十四位。此人还能记住历史上任何一天是星期几。

苏联的尤里·诺维科夫被人们称为"记忆超人"。他的记忆力表演

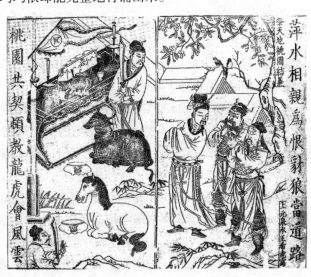
我国古典名著《三国演义》

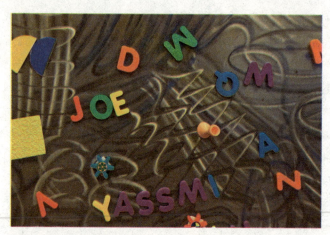

有些人能够快速记忆大量无规律的文字
图片作者：M. Rehemtulla

十分精彩：舞台上有 5 块黑板，每一块黑板上有 30 个小格子，这些格子里填满了数字。诺维科夫只不过看了这些数字几秒钟，就轻松自如地从左到右把黑板上写的 150 个数字都背出来。接着，他又从右到左，由下而上，自上而下，甚至按斜角线方向分别流利地说出所有的数字。据心理学家研究，人脑平均每次只能记住 7 个数字。诺维科夫竟然能够过目不忘这么多的数字信息，实在令人感到不可思议。

# 怎样记得牢

　　谁都希望自己具有出色的记忆能力。然而，记忆是大脑的功能，而每个人大脑的差异是不大的。人们的记忆力之所以千差万别，是由于记忆潜力的发掘程度各不相同。

　　要把记忆潜力变成现实的记忆能力，需要长期锻炼。我国北宋历史学家司马光，幼年记忆力并不好。一起念书的同学都把课文背熟了，他却还没有记住。遇到这种情况，司马光就插上门闩，放下窗帘，一遍一遍地读，直到背熟为止。

　　为了增强记忆，青少年在学习时一定要集中注意力，不能一心二用。中国古时候有两个人跟着围棋老师学棋，一个人专心地学，另一个人却想着用弓箭射飞鸟，结果两个人的学习效果大不一样。

　　记忆时，不要只是死记硬背，而要充分理解学习的内容。一般来说，真正理解的东西就不容易忘记。特别是在记数理化公式时，我们一定要先弄懂它们。

重复是记忆的基本方法。我国著名桥梁专家茅以升有惊人的记忆力。他83岁时还能背出圆周率小数点后面100位的准确数值。他有什么记忆秘诀呢？茅以升告诉大家："说起来很简单。重复！重复！再重复！"古今中外所有善于学习和记忆的人，都是通过多次重复巩固记忆、提高记忆力的。列宁靠重复的方法，几乎能把俄国诗人涅克拉索夫的著作都背下来。

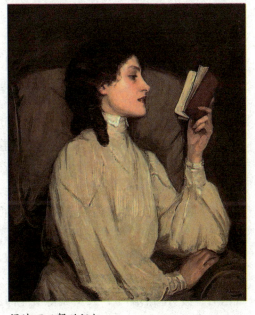
阅读可以帮助记忆

眼、耳、口、手、脑并用，也是提高记忆效果的好方法。例如，学习外语的时候，可以眼睛看着外文单词，嘴里念出声来，耳听标准发音。每念一个生词，脑子里就想着汉语词意，同时边写边念。让眼、耳、口、手、脑都投入学习，外语生词就比较容易记牢。

此外，掌握记忆的方法也很重要。在记忆枯燥的东西时，可以采用形象化记忆的方法。例如，中国历史上的五代，是梁、唐、晋、汉、周。这五个朝代不但难记，而且顺序容易颠倒。如果用它的谐音："良糖浸好酒"，记起来就易如反掌了。

口诀记忆法有化繁为简、帮助记忆的妙用。我们中国一年有24个节气：
立春、雨水、惊蛰、春分、清明、谷雨、
立夏、小满、芒种、夏至、小暑、大暑、
立秋、处暑、白露、秋分、寒露、霜降、
立冬、小雪、大雪、冬至、小寒、大寒。
如果一个字一个字地死记硬背，恐怕就不容易记住。可是把它们编成口诀：
春雨惊春清谷天，夏满芒夏暑相连；
秋处露秋寒霜降，冬雪雪冬小大寒。
只要念它三四遍，也就记住了。

# 生命宴席上的"滋补品"

　　在人的一生中，有将近三分之一的时间是在睡眠中度过的。莎士比亚把睡眠比作生命宴席上的"滋补品"，这是很有道理的。

　　一个人不能长时间不睡觉。极度疲劳的士兵即便在行军途中，也会抓紧时间睡一会儿，尽管这时他的两腿仍在行走。有人做过一个实验：让一些健康人72~90小时不睡觉，结果他们先后都出现了"精神异常"；可是停止试验，让他们睡上几个小时，这些异常现象便消失了。

　　睡眠的真正原因是什么呢？通常认为，一天的活动会引起人的体力疲劳和精神疲劳，使大脑从兴奋转入抑制状态，人便昏昏欲睡了。经过一段时间的睡眠以后，疲劳感消除了，人又获得了充沛的体力和精力，便可以精神抖擞地迎接第二天的学习和工作任务了。

　　一个人每天应该睡多长时间呢？对于大部分成年人来说，每晚睡七八个小时就足够了。与之相比，每晚睡眠时间不足4小时的成年人，死亡率要比睡眠充足的人高出180%；每晚睡10小时以上的成年人，死亡率要比睡眠充足的人高出80%。

　　然而，不同年龄的人，需要的睡眠时间是不同的。一般1~3岁的婴孩每天需睡14~16小时，4~6岁的孩子需睡12~14小时，7~9岁的孩子需睡11小时，10~13岁的少年需睡9~10小时，14~20岁的青年需睡八九小时，20岁以上的人通常睡七八小时，60~70岁的老人最好每天睡八九小时，70~90岁的老人要睡不少于9

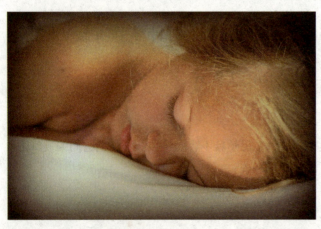

睡眠可以帮助身体消除疲劳　图片作者：rachel CALAMUSA

小时，90岁以上的老人要睡12小时。

此外，睡眠时间还与习惯有关。爱迪生每晚只睡四五个小时，可是他的工作效率很高，一生取得了1 093项科学发明的专利。拿破仑每天只睡3个小时，但他非常善于休息，有时在两次接见的5分钟间隔里，他也能美美地睡上一觉。英国前首相丘吉尔日理万机，每天工作到凌晨3点才上床，早晨8点就起床了。

然而，有些人却需要较长的睡眠时间。爱因斯坦每天要睡10小时。德意志帝国第一任宰相俾斯麦一睡就是20个小时。德国诗人歌德睡得更多，一上床就可以连续睡24个小时。

能否人为地改变睡眠习惯呢？科学家对几百对英国和美国的夫妇进行试验，要他们以每两周减少半个小时睡眠时间的速度，在一个月内实现每天减少一个小时睡眠时间的目标。结果，90%以上的人未能达到目标，他们觉得改变睡眠习惯实在太难了，简直比改变性格还难。少数人虽然勉强达到了目标，可是白天睡眼惺忪，精力和思维能力明显减退，不到两个月，他们就自动恢复了原来的睡眠习惯。

# 梦中的世界

梦是我们生活的一部分。生理学家认为，每个人都会做梦。对于一位古稀老人来说，他至少有5年时间是在梦中度过的。

现已发现，入睡者每隔大约90分钟就会做一次梦。起初梦的时间较长，后来时间缩短了，熟睡后便不再做梦。每个人每夜通常有一两个小时的梦境。每次做梦平均约10分钟，有时可持续20~35分钟。据记载，到目前为止最长的梦境是2小时33分钟，这是1967年2月15日，一个叫卡士加登的美国人在芝加哥伊利诺大学的测试中创下的。

人为什么会做梦呢？人的大脑中有140亿个神经细胞，入睡以后它们并非个个"安分守己"，处于抑制状态。浅睡时，有些神经细胞可能会"自行其是"，并接受内外环境的影响而产生兴奋。这时，梦便产生了。因为做梦时只有一部分脑细胞在活动，所以梦境往往不合情理。例如，高尔基曾梦见过两只没人穿

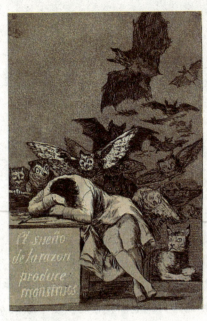

人人都会做梦

的靴子在走路。

外界的刺激会引起做梦。如果人睡着后阳光照在脸上，可能会梦见熊熊大火；双足露出被窝，可能会梦见自己在雪地上奔跑；被蚊子叮了一口，可能会梦见自己被刺了一剑。有一次，拿破仑在炮火中睡着了，他梦见天上在打雷。这些轻微的感觉之所以会被"放大"，是由于大脑在睡眠中失去了整体调节功能。

身体内部的刺激也会引起做梦。正在发育的人可能会梦见自己正在空中飞行。有位气喘病人说，他呼吸通畅后也会做飞行的梦。如果膀胱胀满了，就可能在梦中到处找厕所。这时儿童也许会把小便尿在床上。

"日有所思，夜有所梦。"人们白天的思虑或愿望，有时就会在梦中出现。有人祈求得到一套住房，就可能梦见自己喜气洋洋地乔迁新居；有人害怕考试，也许会梦见自己考了个大鸭蛋而无颜见人。我国南宋爱国诗人陆游盼望能为国家守卫边疆，便出现了"铁马冰河入梦来"的情景。

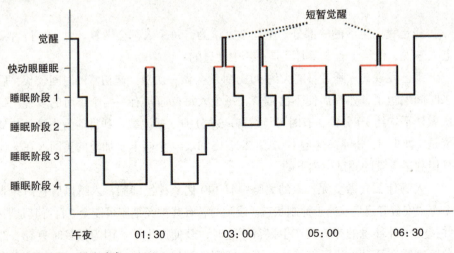

人的睡眠阶段　图片作者：RazerM

盲人也会做梦。他们的梦境是怎样的呢？美国亚特兰大埃默里大学的心理学家大卫·福克斯研究了六名盲人的梦境。其中，有先天失明者，也有后天因疾病或事故而失明的。

福克斯发现，先天失明者是通过听觉和触觉感受梦境的。例如，一位先天失明者是这样描述与家人在梦中团聚的情景的：他梦到有人在使用吹风机，洗衣机在开动，水在哗哗地流；他来到厨房，桌子上有一大捆蔬菜，他把它们一一收拾好。

后天失明者的梦境更加丰富。一位自愿进行实验的盲人描述，她梦见和几个朋友在一个院子里野餐，她"看见了"这些人和院子的环境。要知道，她在失明前还不认识这些朋友，也从未去过那个院子。显然，这些梦中的形象是她根据失明前见到的人和环境虚构出来的。

# 左右脑半球扮演的"角色"

美国一位心理学家曾经做过一个有趣的实验。他把84个绘画水平差不多的学生分成两组，分别对同一幅毕加索的速写像进行临摹：第一组学生是临摹按正常位置摆放的图像，第二组学生把图像倒了过来，变成头朝下了。出乎人们意料的是，第二组学生画出来的速写像竟比第一组学生好得多。

这是怎么回事呢？我们不妨先从人脑谈起。如果剥开一个核桃的外壳，人们就可以看到表面有许多皱褶的核桃仁，它包括两个中间相连且没有完全分离的半球。人的大脑的形状就像核桃仁

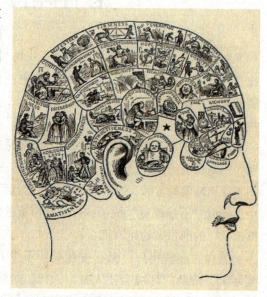

1883年的一幅图画，当时的人们认为大脑这些不同的区域，负责不同的功能。

那样，是由两个不完全分离的大脑半球组成的。现在已经查明，人的两个脑半球有一定的分工：一般，左脑半球接收来自人体右侧的感觉信息，如触觉、视觉等，并控制人体右侧的动作；右脑半球则接收来自人体左侧的感觉信息，并控制人体左侧的动作。人的语言功能，包括说话、书写和计算等能力以及抽象思维，是左脑半球负责的；右脑半球则具有形象思维，如感知音乐和临摹绘画等能力。一些科学家还发现，人的两个脑半球在情绪活动中扮演了不同的"角色"：左脑半球控制欢乐、兴奋等积极的情感，右脑半球负责悲哀、反感等消极的情感。

临摹课上的实验结果是不难理解的。原来，按正放的像临摹时，善于形象思维的右脑半球力求准确地把图像复制下来，可是擅长抽象思维的左脑半球却试图抽象出毕加索的外貌特征，这么一来反而帮了倒忙。而把毕加索像倒放时，情况就完全不同了：逻辑性强的左脑半球难以对画像进行"欣赏"，右脑半球就可以大显身手，专心致志地指挥手把画像准确地临摹出来。

# 怎样睡得安稳

2004年1月，英国广播公司举办了一场"不睡觉大赛"，共有10名选手参加。比赛开始后，参赛者都一动不动地坐在电视台演播室的凳子上，互相之间不能随意交谈。每天晚上他们还得接受各种测试。比赛进行了近60个小时后，大多数参赛者已经是睡眼蒙眬了。

睡眠是大脑和整个神经系统以及全身最彻底的一种休息方式。动物实验表明，不睡觉会给动物造成不可挽回的损害。早在1894年，法国马纳赛博士就做了不让狗睡觉的实验，结果成年狗在13天后丧命，小狗则坚持不了6天。因此，中世纪时"不准睡觉"成了一种非常厉害的刑罚。法国国王路易十五曾用"不准睡觉"的刑罚来处死因犯。

怎样才能睡得好，睡得安稳呢？不少人以为，睡觉时环境应绝对安静。实际上，嘈杂的环境会使人难以入睡，过分安静也不能助人入睡。美国科学家做过一个试验，要100名志愿者在与外界完全隔绝的隔音室里尽快入睡，结果绝大多数人感到烦闷忧伤，反而不易很快入睡。现已发现，轻轻的雨声，树叶的沙沙声，有节奏的波涛声，都有一定的催眠作用。

人的睡眠姿势是不一样的，大致可分仰卧、俯卧、右侧卧、左侧卧、靠卧、跪卧、立卧等多种。很难说哪种睡姿最好。但通常认为"卧如弓"，也就是侧着身子睡，身体像弓一样弯曲比较好。这时脊柱会自然地略向前弯，肩膀向前倾，而腿和手臂可

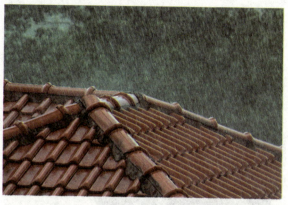

沙沙的雨声能帮助人们入睡

图片作者：Edal Anton Lefterov

以自由弯曲，能最大限度地松弛全身肌肉，消除疲劳。侧身睡时最好向右边侧身，因为这样不会使胃受到压迫，有利于食物的消化；而向左侧睡，心脏会受到压迫。仰着睡或趴着睡，两腿都要伸直，肌肉就不能得到完全放松了。

遵守作息时间也有助于我们睡得安稳。该起床的时候起床，该睡觉的时候睡觉，会使你的生活很有规律，一躺在床上就会很快入睡。

养成良好的睡眠习惯，也是很重要的。例如，临睡前喝杯牛奶、刷牙、梳头、热水泡脚等，都能帮助人入睡。此外，睡前应保持良好的情绪，丢弃一切不愉快、烦恼的心情，像谚语中说得那样，"上床睡觉时，把所有的烦恼连同衣服一起脱掉。"当然，睡前听首轻音乐，洗个热水澡，也有助于精神放松，使人尽快安睡。

# 左手和右手"打架"的人

如果有人告诉你，有的人连自己的左手和右手也会"打起架"来，你一定会觉得不可思议。但是，这是真实发生的事情。

第二次世界大战结束后，48岁的美国老兵约翰回到了家里。他的妻子发现约翰变得奇怪极了：吃饭的时候，他的一只手把饭碗推开，另一只手又把饭碗往回拉，推来拉去，拉来推去，不知道他在搞什么名堂。"你怎么啦？"妻子

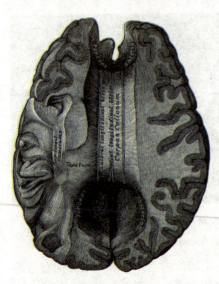

胼胝体把大脑左右半球连接起来，从而使大脑成了一个统一的"司令部"

关切地问。约翰默不作声地伸出左手，把妻子推开，可是，他的右手却急忙把妻子拉回来。有一回早晨起床时，他的一只手把裤子拉上来，另一只手又拼命地把裤子往下脱，一个小时过去了，他不但没穿好裤子，反而把裤子扯成了两半。

美国加州理工学院的生物学教授斯佩里闻讯赶来，给约翰做了一系列试验。斯佩里教授让约翰按他的话举手或屈膝，结果，约翰的右侧身体服从了命令，左侧身体却根本不听指挥。斯佩里教授对着约翰的左耳说，要他用手指天花板；又对他的右耳讲，要他用手指在桌子上画圆圈。他都一一照办了。但问他干什么时，他只说正在画圆圈。

把约翰的双眼蒙上以后，斯佩里教授用手接触他身体左侧的任何部分，他都说不出被接触的部位。让约翰的左手握一把钥匙，用布挡住他的眼睛后，问他手里拿了什么，他竟茫然不知。斯佩里教授将一张年轻女人照片的左半部和一张孩子照片的右半部，拼成了一张照片，然后采用一种特殊的方法，使这张照片的左半部正好位于约翰的左半视野，右半部置于他的右半视野。斯佩里教授问他看见了什么？约翰手指着女人照片，口中却果断地说："一个小孩！"

这是多么奇特的现象啊！原来，老兵约翰在第二次世界大战时，因头部受伤变成了严重的癫痫病人。在无可奈何的情况下，医生为他切断了连接大脑两半球的桥梁——包含2亿根神经纤维的胼胝体。这么一来，他的癫痫发作虽然停止了，但是大脑两半球却被分割开来，成了裂脑人。裂脑人的左、右脑半球"老死不相往来"，不仅信息不通，连行动也互不配合。一个脑半球得到的感觉信息，另一个脑半球接收不到。左脑半球获得的信息，裂脑人能用语言表达出来，可是单由右脑半球得到的信息，他却说不出来。这是因为右脑半球的信息传不到左脑半球去，而右脑半球又没有语言功能。于是，约翰便"一分为二"，变成了"两个人"。

# 大脑袋不一定聪明

有人说，脑袋大的人聪明。初听起来，这话好像很有道理。在大自然中，昆虫的大脑往往小如针尖，它们常常成为大脑比较发达的脊椎动物的牺牲品。恐龙早已绝迹了，它们之中有的体躯庞大，体重达几十吨，大脑却只有500克重，因此智力低下。

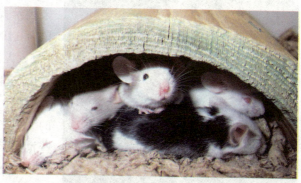

老鼠的大脑虽然小，但比大脑较大的兔子更聪明
图片作者：Polarqueen at the English language Wikipedia

猫、狗和兔子的脑子都比人类小，所以它们无法与人类抗争。

猿猴是动物中的智者，但它们的脑重也远远不及人类。在从猿到人的进化过程中，大脑的重量是逐渐增加的：大猩猩的脑重还不足500克，南方古猿是700克，北京猿人是1 075克，而现代人大脑的平均重量为1 450克。在人类社会中，刚生下来的婴儿，脑重只有390克左右，什么也不懂，智力水平很低；以后，人长大了，大脑逐渐变重、变大了，智力也得到了高度发展；到了晚年，大脑的重量减少了，智力水平也随之下降了。

实际上脑袋大并不一定聪明。例如，脑袋小的老鼠，比脑袋稍大一些的兔子的记忆力强。在大脑重量上，

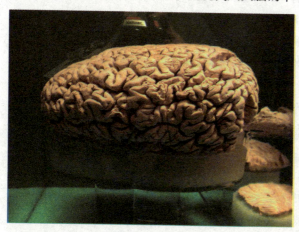

抹香鲸的大脑非常大，可智力远不及人类
图片作者：Yohei Yamashita

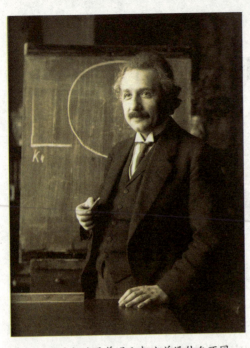

爱因斯坦的大脑跟普通人相比并没什么不同

人也不是首屈一指的。鲸的大脑有7 000克重，象的大脑有5 000克重，都比人脑重好几倍，它们的智力却远不如人类。为此，前苏联人类学家用一个指数：脑重 × 脑重/体重，来表示大脑的发达程度。结果，老鼠为0.19，长臂猿为2.51，类人猿为7.35，人是32.0。

也许在人类中脑袋大的人聪明一些吧！俄国著名文学家屠格涅夫的大脑重量，就有2 012克。可是有些世界名人的大脑并不重。发现了许多数学定理和公式的德国大数学家高斯，脑重1 492克；世界闻名的意大利诗人但丁，脑重1 420克。他们的脑重和一般人差不多，但智力水平却超出了普通人。爱因斯坦是近代最伟大的科学家之一，他博学多才，记忆力惊人。爱因斯坦去世以后，美国科学家对他的大脑进行了研究，并没有发现他与普通人有什么不同。有些名人的大脑更小，如法国著名小说家法朗士的大脑只有1 017克，德国化学家本生的脑重也不过1 259克，比一般人都轻，但这并不影响他们在艺术和科学上发挥自己的聪明才智。有的科学家曾做过研究，一个健康的成年人，男性的脑重不低于1 000克，女性的不低于900克，就不会影响智力的发展。

是不是聪明的人，大脑皱褶特别多、表面积特别大呢？也不是。科学家解剖了一些名人的大脑，发现他们与正常人没有什么大的差别。是不是智者的脑细胞特别多呢？看来也靠不住。因为爱因斯坦的脑细胞并不比一般人多。

由此看来，人的聪明程度不完全决定于脑袋的大小和大脑的重量。那些因为自己脑袋小而懊恼的少年朋友，完全可以放下这个思想包袱；少数因自己脑袋大而自鸣得意的人，切莫放松了学习！

# 吃出来的好大脑

在人体中哪个器官消耗的能量最多呢？首屈一指的是大脑。通常情况下，大脑一天消耗的能量为 360 卡左右。人不运动时每天只要 1 000 卡的能量就足够了。这就是说，大脑用掉了其中 1/3 的能量。

为什么大脑会成为人体的"大食客"呢？这是因为大脑皮层中充满了神经细胞。如果把一个人的大脑皮层剖开摊平，面积大约有一页报纸那么大，上面的神经细胞星罗棋布，竟有 140 亿之多，难怪它需要那么多的能量。

人脑功能的正常运转，与饮食有着十分密切的关系。因此，越来越多的人相信：好大脑是吃出来的。为了使大脑更聪明，在饮食上我们应该注意以下几点。

适当多吃甜食。糖类是脑细胞的重要营养品。充足的葡萄糖，是提高人脑工作能力的必要条件。如果供应人脑的葡萄糖数量减少了，那么脑细胞就会萎缩。

要有足够的蛋白质。缺少蛋白质的人，学习时往往精力不容易集中，而且容易疲劳。所以，我们要多吃一些蛋类、肉类、豆制品和牛奶等富含蛋白质的食品。

增加磷脂的摄食。磷脂是生物体的重要组成部分，大脑中的磷脂特别丰富。这类物质对人的记忆和思维活动有重要作用，常被称为健脑食物。富含磷脂的食物有蛋黄、动物肝脏、核桃、芝麻、大豆和花生等。

补充维生素和微量元素。维生素和微量元

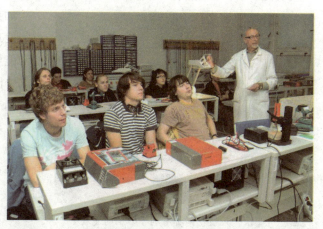

足够的营养有助于大脑更好地运转　图片作者：VIC CVUT

素对调节神经活动，防止智力缺陷是有益的。蔬菜、水果和海产品中富含这类物质。

要吃早餐。早餐能使血液中的葡萄糖浓度上升，激活大脑，提高学习效率。因此，经常不吃早餐对大脑的思维活动，显然是不利的。

最好只吃"八分饱"。饱餐以后人往往会昏昏欲睡。这是因为此时体内血液大多集中在胃肠道，供应脑部的血液减少了。每餐只吃八分饱，就可以尽量缩短大脑因供血不足而反应迟钝的时间。此外，有些专家建议：需要死记硬背的内容或难度较大的课程，宜在就餐前一小时学习，这样能提高学习效率。

# 开发右脑

也许有些人会感到奇怪：为什么要开发右脑呢？我们知道，人的大脑可以分成左右两半球，也就是左脑和右脑。它们互相分工，又彼此联系。前面已经提到，左脑有较强的语言、书写、逻辑和计算能力，而右脑侧重于图形的感知、空间认识能力和音乐、美术方面的功能。因而，人们常常认为，左脑是抽象思维的脑半球，右脑是形象思维的脑半球。在控制和指挥躯体方面，左右脑也分工明确：左脑支配右手和右侧身体，右脑支配左手和左侧身体。

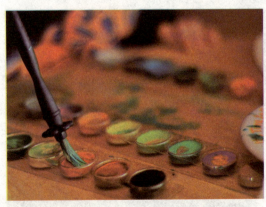

绘画、听音乐、种植花草都有利于右脑的发展
图片作者：Jennifer Rensel

如果我们作一番比较的话，就能发现：左脑往往用得多，它的潜能要比右脑发挥得好。在我们这个世界，有91%的人习惯于用左脑支配的右手。他们用右手写字，用右手干活，用右手拿餐具吃饭。于是，人们认为，在大脑两半球中左脑是优势半球。同时，在我们的学校里、社会上，大多偏重以抽象思维为中心的左脑教育，而忽视形象思维。长此

以往，常会造成左右脑发育的不平衡。许多伟大的科学家就是左右脑平衡发展的人。就拿大名鼎鼎的爱因斯坦来说吧。他不仅具有抽象思维的头脑，而且酷爱音乐，小提琴拉得很好。

那么，怎么开发右脑，使左右脑平衡发展呢？医学家建议，可以有意识地调动左侧身体的积极性，使右脑得到锻炼。例如，让左眼看东西，用左耳听音乐，做一种专门编制的左手操。同时，可以利用各种机会锻炼左手或左脚。如果你每天乘车到学校或从学校回到家里，那么一登上公共汽车，你就可以用左手拿公交卡，或取钱投币，站好或坐好后，可用左手指勾住扶杆或把手，让左脚单脚站立。

此外，在可能的情况下，你可以多观赏风景和写生，练习以图代文，听听音乐，种些花草，记下梦中的情景，这些对右脑的开发都是有利的。

有的专家还提出开发右脑的三部曲：第一步，让左手五指依次弯曲和伸直，反复做，直到熟练为止；第二步，常用左手做一些穿针引线、描图等细致的工作；第三步，逐渐让左手学会原来只能由右手完成的技能。如果你有兴趣的话，不妨试一试。

# 男脑和女脑

男性和女性的大脑到底有没有差别？两性大脑之间的差异会给人们带来哪些影响？为了揭示这一谜团，脑科学家和心理学家们进行了长时间的研究。

大多数研究表明，男性的大脑要比女性的大 10% 左右，但这对女性大脑的功能没有任何影响。1997 年丹麦一位学者的研究证实，男性的脑细胞比女性的多大约 4 万亿，然而，女性对日常事务的理解力却比男性高 3%。

随着研究的日益深入，男女大脑间的差异让人觉得越来越有趣。人们已经知道，女孩的左脑发育比男孩快。这就意味着：与她的兄弟相比，她能较快地学会说话、阅读，学外语时也比较得心应手。然而，男孩右脑发育得比女孩快，因而他们拥有比女孩出色的空间识别能力。例如，在女性的脑海中，房子的建筑设计图只是平面的，可是在男性的脑海里，房子已拔地而起，完全是竣工后的模样。

相比之下，女性的胼胝体——连接大脑两半球的一大束神经纤维较厚实，这就使她们左右脑的连接点比男性多出30%。此外，雌性激素会促使神经细胞在大脑中形成更多的连接，因而她们的左右脑之间便有了更紧密的联系。

早期的科学家主要借助大脑受伤的病人研究大脑各部位的功能。研究者发现，左脑受伤的男性会失去大部分甚至全部的语言能力，而且康复的前景十分渺茫。如果女性同样的部位受伤，却不会失去语言功能。显然，女性大脑控制语言的部位，并非"只此一家"。日本前首相田中角荣因为脑溢血左脑受到了损伤，得了失语症，一直没有治愈。如果一名女性得了同样的疾病，情况就截然不同了。右脑受伤会给男性带来什么影响呢？他可能会失去大部分甚至全部的空间辨识能力。右脑同样部位损伤，却不会影响女性的空间辨识能力。

现今，科学家的目光已不仅仅停留在大脑的尺寸上。运用新的脑部影像技术，研究人员开始观察人脑的变化和作用。

2009年，美国的《国家科学院学报》披露了加州大学生物学家艾亚拉教授的研究成果：分别向10名男性志愿者和10名女性志愿者展示风景和艺术等图

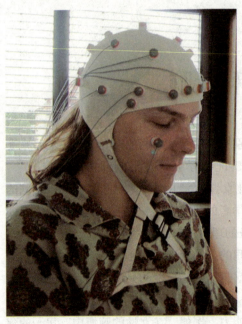

片，然后询问志愿者哪些图片漂亮，哪些图片不漂亮。最初男女大脑的反应没有差别，但300毫秒后，女性左右脑有关区域的反应都很活跃，然而男性只有右脑反应活跃。看来，男性用右脑欣赏美，而女性是左右脑一起欣赏美的。

科学家发现，当一名男性用脑工作时，往往集中地使用大脑的某些特定区域；而当女性用脑工作时，常常把大脑中更多的部分调动起来，此时兴奋的脑细胞波及一大片范围。这可以用来解释为什么在某些时候男性可能比女性更认真和专注，例如，在电话铃声大作或狗吠不止时，男性依然能沉浸在一本书或一叠报纸里。原来，男性的大脑就是这样设计的，左右脑

科学家用仪器监控人的脑电波，试图破解大脑更多的秘密

图片作者：Aschoeke

间的连接较少，大脑各部位的功能分得一清二楚，于是他在一段时间里只能做一件事。女性大脑的设计是不同的，可以同时做好几件互不相干的事。例如，她可以一边化妆和听收音机，另一只空着的手还可以拿着手机聊天。

由于女性大脑的两半球是左右开弓、同时运作的，于是她们常常左右不分。据统计，大约有一半的女性无法马上认出哪一边是左边，哪一边是右边。男性的左右脑泾渭分明，是分开运作的，因而他们较容易分辨左右。

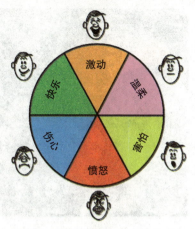

大脑控制着人们的各种情绪
图片作者：Toddatkins

在调节情绪的时候，男性和女性的做法也不一样。在人的大脑深处有个叫"杏仁核"的部位，可用于调节情绪。男性的杏仁核与大脑中负责语言的区域联系较少。女性则不同了，这一部位与大脑中处理语言以及一些其他高级功能的区域，有着密切的联系。由此看来，女性更愿意向人倾诉，而男性大多把他们的心事隐藏起来，原因就在于此。

许多人都会注意到这样一个事实：男性随着年龄的增长脾气会变坏。这在他们的大脑中可以找到答案。一项在《神经病学档案》杂志上发表的研究发现，男性脑萎缩的进度要比女性快，由此带来的必然结果是：记忆力减弱，难以集中注意力，情绪低落，容易发火。女性的大脑虽然更经久耐用，但也无法避免岁月的侵蚀。

# 科学用脑

俗话说，"利器不用会变钝，机器不用要生锈"。对于大脑来说，也是这样。脑子越用越灵活，人也会变得越来越聪明。

英国生理学家科斯塞利斯和米勒通过研究得出一个结论：大脑接受的训练越少，衰老就越快；开始紧张工作的时间越早，持续的时间越长，脑细胞就衰老得越慢。法国医学科学院院长亚历山大·热尼奥活到了 103 岁，直到

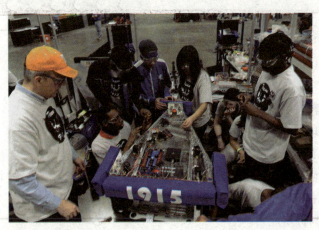

学习可以延缓脑细胞衰老

去世前夕，他仍然精力充沛地从事着繁重的科研工作。8 岁就进大学学习的英国物理学家凯尔文，活到了 83 岁，晚年时他依然思路清晰、思维活跃。

那么，一天之中最理想的用脑时间是什么时候呢？有人说，"一日之计在于晨"，认为早晨精神饱满，是用脑的大好时机。也有人认为晚上用脑好，因为夜晚清静，注意力容易集中，大脑的工作效率高。究竟谁是谁非，现在还没有定论。

英国苏塞克斯大学的蒙克医生和福卡德医生对 26 名夜班护士做了有关记忆力的测试：让她们观看一部培训方面的电影，一半护士在早晨 4 点观看，另一半人在晚上 8 点 30 分观看。她们在看完电影后，都被要求立即回答影片情节的有关问题。结果，清晨看电影的护士回答正确的问题，要比晚上看电影的护士稍多一些。看来，清晨学习的短期记忆效果似乎略胜一筹。可是 28 天后测定护士们的长时记忆力时，清晨看电影的护士对影片内容的忘却程度，却是晚上看电影的护士的两倍多。可见，在长时记忆力方面，晚上学习的效率胜过清晨学习。

当然，在用脑的时间安排上，到底侧重于早晨还是晚上，要根据每个人的学习和工作环境、内容以及生活习惯来确定。不过，少年朋友宁可侧重于早晨，而不要过多占用夜晚的睡眠时间。

用脑的时间长了，疲劳感就会悄然降临。这时，你会思想不集中，头脑发胀，对外界的反应变得迟钝起来。疲劳反应是一个信号，它告诉人们，该休息了。

休息的方法有三种。一种是安静休息，即睡眠和闭目养神。另一种是活动休息。例如，到室外去漫步，呼吸几口新鲜的空气，或欣赏一下喜爱的音乐。变换大脑活动的方式，是第三种休息的方式。马克思是很善于这样休息的。你看，他坐在沙发上，有时会轮流阅读自己喜爱的两三本小说。在散步时，他可以为别人解释《资本论》。这位革命导师甚至把演算数学题，作为一种独特的休息方式。

# 人体奇观

　　人体是什么？画家说，人体是一幅美丽的图画；诗人说，人体是一座心灵的宫殿；科学家认为，人体是一部灵巧的机器。

　　在认识人体的过程中，人们逐渐发现，这里五花八门，有风箱、发动机，有时钟、照相机，有火炉和冷库，也有万能工具和无轮之车。啊，原来人体是个有趣的大世界。

　　在了解人体的过程中，人们逐渐发现，这里有着无穷奥秘：人为什么能走，能跳，能唱？人为什么能看，能听，能闻气味？人为什么能学习，能上网，能研究世间万物，能规划人生？啊，原来人体是个奇妙的大世界。

　　人为什么会成为地球上最高等的生物？这是有一定生物学基础的。例如，四脚动物的脊柱，只不过是架在四根"柱子"上的横梁；可是人的脊柱却不一样，它适合直立，成了人体"大厦"的顶梁柱。直立是人类区别于动物的重要特征。由于直立，人们才能抬头挺胸，放眼世界，并且把双手解放出来，从事改造世界的创造性劳动。不过，就人类的大多数解剖结构和生理功能来说，人类的奔跑速度比不上骏马和猎豹，力量比不上狮子和老虎。为什么人能成为地球的主宰？因为，人类不仅是有血有肉的生物，而且是有思想、有感情、有复杂心理活动的生物。

# 人体的几把尺

　　你只要稍微注意一下自己周围的人，就会发现，他们高矮胖瘦各不相同。仔细观察一番，他们的各个部位也不一样：头有大有小，脸有长有短，鼻子有高有低，肩膀有宽有窄；有的人上身长，有的人下肢长。

　　人体的各种尺寸虽然各不一样，却有着一定的范围和规律。例如，腿长的人往往上肢较长，而且肩较宽、上身较短、胸廓较平；而腿短的人，上肢也短，但上身长，胸廓较厚。

　　人体的这些尺寸有着一定的比例关系。你把两臂伸开，左右手指间的距离便和身长差不多。近年来，我国科学家对中青年男子作了测量，发现他们的平均身长为170.09厘米，头的长度为22.92厘米，这两个数的比例是1：7.54。女子身长和头长的比例，也大致如此。如果我们把头的长度当作一把尺子，那么身长就等于7.5个头。假如我们再用这把尺子量一量其他部位，就会得到这样的结果：肩宽是2个头长，上肢是3个头长，下肢是4个头长。这就是人类学上的人体相关定律。

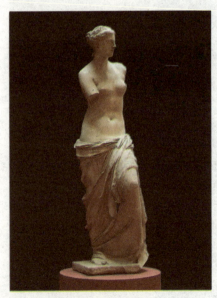

雕像"维纳斯"的人体之美
图片作者：Shawn Lipowski

　　你见到过古希腊雕塑家的不朽名作"维纳斯"和"掷铁饼者"吗？这两尊雕像都是世界艺术宝库中的珍品。一尊是罗马神话中象征爱和美的女神维纳斯的形象，她造型典雅，身材优美，体态丰满，神情庄重。整个雕像的形体和神态，既和谐，又统一。另一尊是健美的竞技者——掷铁饼者的优美形象：一手紧扣铁饼，有力的右臂正在后扬，左肩前倾，全身运转，面部平静而全神贯注。为什么这两尊雕像能给人以美的享受呢？其中一个重要原因就是它们符合了人体相关定律。

在古埃及时代，人们已经把人体的一些部位当作尺来测量长度。那时有人用中指来衡量人的身长，认为健美的人身长应该是中指长度的19倍。人的胳膊长，也就是从肘到中指末端的距离，成了当时基本的长度单位。这个长度为46厘米，等于6个掌宽。掌宽是除去大拇指后的手掌宽度，每一掌宽为7.7厘米。一个掌宽又等于4个指宽。

中世纪的欧洲君主们也用人体当尺，制定了新的长度单位。例如，10世纪时英王埃德加灵机一动，想出了"码"这样一个长度单位。他把从他的鼻尖到伸开手臂中指末端的距离——91厘米，定为一码。到了1101年，亨利一世在法律上认定了这一度量单位。此后，"码"便成为英国的主要长度单位，一直沿用了一千多年。

人体的几把尺不是一成不变的。就拿头来说吧，一两岁的孩子身长等于4个头长，五六岁时是5个头长，10岁时是6个头长，16岁时是7个头长，到了25岁左右才是7.5个头长。

在不同地区，人体几把尺的用法也是不同的。在亚洲和非洲大部分地区，人的身长是7.5个头长，而西欧、北欧和美国、加拿大却用8个头长作为身长的标准。这是因为不同的人种，在尺寸比例上是不一样的：白种人上肢短，上身

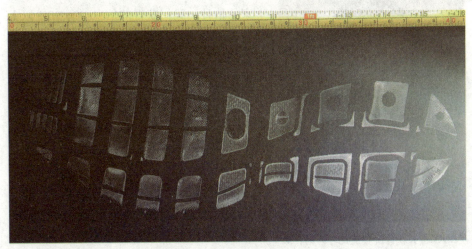

犯罪遗留在现场的脚印，可以帮助刑侦人员锁定凶手

和下肢为中等长度；黑种人四肢长而上身短。与外国人相比，中国人头比较大，上身较长，而四肢较短。

人体的这几把尺，还可以用来侦破案件呢。1978年11月11日下午，人们在北京市朝阳区金盏公社田间的土路旁，发现了一具女尸。公安人员分析了现场的几十个脚印，认为死者身边几个只穿袜子的奇怪脚印，很可能是凶手留下的足迹。经测量，脚印的长度是24.7厘米。他们由此推算出，这是一个身长约1.7米的男子。

后来，公安人员经过两个多月的调查，终于把杀人凶手捉拿归案了。

为什么根据脚印这把尺子，可以算出身长呢？既然人体的各部位之间都有着一定的比例关系，脚印和身长之间当然也不例外。近年来，通过精确测量和研究，科学家已经得出一些从脚印推测身长的公式。

例如，身长（厘米）＝脚印长度（厘米）×6.876

因此，知道了一个人的脚印长度，也就不难推算出他的身长了。

# 眼睛为什么长在头的前面

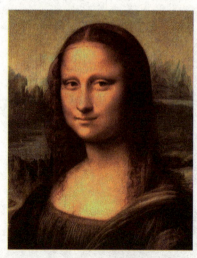

人的眼睛长在前面可使视野开阔，又能形成立体视觉

人的眼睛是个非常复杂的器官。根据科学家的估计，我们获得的信息，有90%以上是通过眼睛得到的。人眼是生物界最优秀的视觉器官之一。在海上，人眼能看到16~25千米外的船只；抬头望星空，可以看到1 000千米远的人造卫星，甚至看到1 500光年外的猎户座大星云。人眼不仅能极目千里，而且能观察秋毫之末。有了眼睛，我们才能看到五彩缤纷的大千世界。

神话小说《封神榜》中的比干，他的眼睛长在手心。这么一来，他的手就无法握重物、无法劳动了；如果要写字、作画，一握笔眼睛就会被封住。

人的两眼都长在头的前面好处多多。因为人的腿习惯于向前跨步，人的手习惯于在身体前面做事。眼睛长在前面，看见障碍可以绕道走，摘果子、打野兽，可以一目了然。人的两眼都长在头部额下，这样视野开阔，见多识广。

人的两眼都长在左侧或右侧是不行的。因为那样只能像比目鱼侧着身子前进。如果一只眼睛在左侧，一只在右侧，或者一只眼睛长在前面，一只长在后面，那也行不通。这么一来，就无法形成立体视觉，无法分辨物体的大小、远近、形状和厚度。

要是眼睛长在头顶上，也是绝对不行的。我们不可能每时每刻都去观赏日月星空。一旦两眼朝天，又怎么能眼观四方，了解周围的情况，参加劳动呢？

眼睛虽然长在头的前面，在冬天却一点也不怕冷。每当寒风呼啸时，许多人的鼻子和耳朵冻得通红，然而眼睛却顾盼自如，毫不畏惧。这是因为我们的黑眼珠——角膜上，没有感应温度的神经。

# 两耳听力不一样

人有两只耳朵，它们是人体的听觉器官。每个人的耳朵都不一样，即使同一个人，两只耳朵也不同。

生理学家发现，人体左耳和右耳的听力是不一样的：左耳的听力比右耳强；对于带有感情色彩的声响，左耳的分辨能力也胜过右耳。研究人员让一批 7~16 岁的孩子通过耳机分别用左耳或右耳听取一段对话和音乐。这些对话或音乐，是由专业演员或歌唱家分别用高兴、悲伤、愤怒、恐惧和冷漠的感情进行表演的。结果表明，左耳对恐惧和愤怒的语调感觉特别灵敏。

在听觉上右耳为何比左耳略逊一筹呢？心理学家从人的脑电图上寻求答案。在波浪

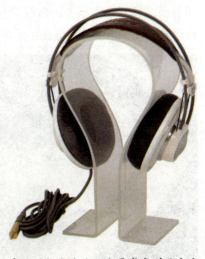

有些耳机分左右，也是考虑到了左右耳灵敏度不同

图片来源：http://muzyczny.pl

起伏的脑电图上，右脑的振幅比左脑大，而接受和感知由左耳传入的神经冲动的恰好是右脑。右脑振幅大，正好说明左耳的听力要比右耳强。

正常人的听觉范围在 20~20 000 赫兹。不过，世界上也有个别听力超群的人。德国法兰克福有个叫法兰斯·伯特利克的人，他的耳朵能分辨电子音响器材发出的微小音响差别，竟比电子测试仪还灵敏。

有些人，特别是盲人，听觉也是很灵敏的。一位生理学家曾经遇到过这样一件事：一次，一位盲人来到他的家里，这位盲人是初次登门拜访。刚谈了几句话，盲人就说："你这间房子大约长 6.6 米、宽 5.4 米、高 3.6 米吧？"生理学家听后不禁大吃一惊。原来，这位盲人是根据讲话时的回声估计房间大小的。

# 头上的空调器

不知道你是否仔细观察过自己的鼻子？对着镜子，你会看到它像一个锥体，这是外鼻的基本轮廓。它的下端向前鼓起，称为鼻尖；上端位于两眼之间的部分，叫鼻根。鼻背是由鼻尖到鼻根隆起的部分，它的上部叫做鼻梁。外鼻的下方有两个开口处，这就是前鼻孔；前鼻孔两侧隆起的部分，叫做鼻翼。

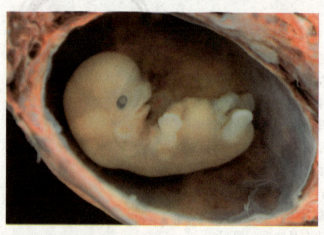

在胎儿的器官中，鼻子是最早形成的
图片作者：lunar caustic

我国古代人就已经知道，在胎儿的各种器官中，鼻子是最早成形的。"鼻祖"这个词就是由此而来的。每个人都有一个鼻子，但世界上没有完全一样的鼻子。从鼻根高度，也就是鼻根对于两眼内角连线的垂直高度来看，有高鼻子、塌鼻子和介于两者之间的中等鼻子之分。从鼻梁的侧面看，又可分为凹的、直的和凸的。鼻尖也有不同的形状，有的往上翘，有的向前，有的朝下垂，像鹰嘴似的。连鼻孔的形状也不一样，有圆形或方形的，也有三角形或卵圆形的，还有椭圆形的。

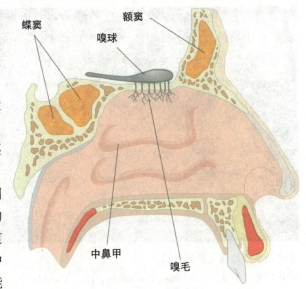

鼻子结构　图片作者：The Emirr

人的鼻子有哪些作用呢？首先，这是一个精巧的空气调节器。鼻子是呼吸道的大门，呼吸时它对空气中的尘埃起着过滤作用，又能对吸进来的空气进行湿润、加热和消毒。

空气进入鼻孔后，会遇到许多鼻毛。它们纵横交错，形成一道"防护林"，把混在空气中的灰尘阻挡在外，保证肺部的清洁。所以，我们千万不要挖鼻孔、拔鼻毛，破坏这天然的"防护林"。

鼻腔表面覆盖着一层红润的黏膜，它会分泌出清米汤那样的黏液，使鼻黏膜得到湿润。这就是鼻涕。平时，一个人每天流出的鼻涕大约有 1 000 毫升。然而，谁也没有感到自己每天流了这么多鼻涕。这是因为黏液一流出黏膜，里面的水分就变成了水汽，使通过鼻腔的空气变得温暖而潮湿，同时把漏网的灰尘黏住和清除掉；黏液中还有一种叫溶菌酶的物质，能把闯进来的细菌杀死；只有剩下的一小部分黏液变成了多余的鼻涕，被人擤出体外。人伤风感冒后，鼻黏膜会发炎肿胀，产生的黏液特别多，来不及都变成水汽，这时鼻涕便会流个不停。

由此看来，鼻子确实是个精美的空调器。它具有加温、湿润、清洁和消毒等多种功能，经过它处理的空气自然十分适宜人体呼吸。可是嘴巴里空空如也，根本没有这些"设备"，灰尘和病菌可以自由出入，这对于肺显然是非常不利的。因此，我们平时不能用嘴呼吸，而要用鼻子呼吸。

鼻子又是人体唯一的嗅觉器官。在鼻腔上部 5 平方厘米的黏膜上，分布着

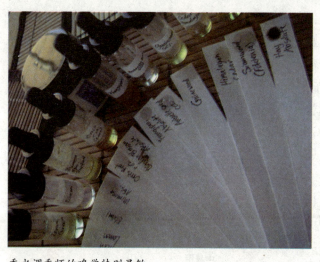

香水调香师的嗅觉特别灵敏

图片作者：Ayala Sender from Vancouver，BC，Canada

500 万个嗅觉细胞。它们"捕捉"到气味后，会向大脑报告，于是我们就有了嗅觉。

婴儿能靠嗅觉辨认母亲。60% 的婴儿在出生后第六周，嗅到母亲的气味就会笑，嗅到陌生女人的气味就会显得十分冷淡或发出哭声。母亲也能根据新生儿的气味认出自己的小宝贝。

每个人的嗅觉能力是不同的。美国宾夕法尼亚大学的科学家把 1 158 个女子和 799 个男子按性别和年龄分成几个小组。然后，让他们挨个分辨薄荷、香皂、丁香花、菠萝、奶酪、馅饼、洋葱和啤酒等气味。结果表明，无论在哪一个年龄组中，女子的嗅觉都比男子灵敏。即使在少年儿童中，女孩的嗅觉也比男孩敏锐。在不同的年龄组中，30~59 岁的人嗅觉能力最强，60~80 岁的人稍微弱一些，80 岁以上的人嗅觉能力就相当弱了。有些老人总是埋怨食物没有味，也许原因就在这里。

科学家还发现，刚睡醒的人嗅觉比较迟钝，起床后 1 小时鼻子开始灵敏起来，4 小时后最敏感。与饱肚时相比，饥肠辘辘时鼻子要灵敏得多。

职业习惯和其他一些原因也会影响人的嗅觉能力。例如，有个守林人从外面回到家里，能根据房内气味知道哪一个熟悉的人来过了。有经验的医生也能根据病人的气味，判断他患有哪种疾病。

# 内脏火炉和人体冷库

人的体温虽说是恒定的，但也不是绝对的。舌下测量体温是 37 摄氏度，

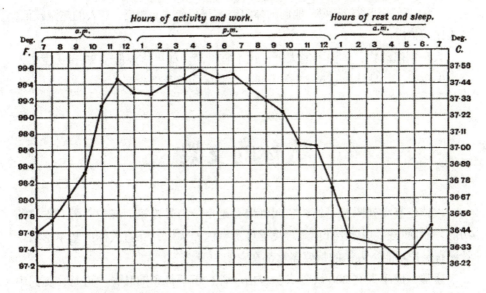

一天中，人的体温会有波动

通常这是正常体温。其实，人体各处的体温不全是 37 摄氏度，而是千差万别的。在人体内部，温度高而稳定。被称为"内脏火炉"的肝脏，温度为 38 摄氏度左右；大脑的温度接近肝脏；肾脏和十二指肠的温度在 37.6 摄氏度上下；直肠和血液的温度较低，为 37.5 摄氏度。睾丸是人体的"冷库"，正常温度为 35~35.5 摄氏度。

相比之下，人体体表的温度差异要大得多，而且会随环境温度的升降而变化。室温 27 摄氏度时，腋窝温度接近 37 摄氏度，头皮温度是 33 摄氏度，躯干温度是 32 摄氏度，手指尖为 30 摄氏度左右，脚趾尖只有 25 摄氏度。当室温降到 4 摄氏度时，手指尖的温度可降至 24 摄氏度。俄罗斯科学家发现，左右手温度也不一样：春秋两季左手比右手高 1 摄氏度，冬季和夏季只高出 0.75 摄氏度。

通常，人们在肛门、口腔和腋窝三个部位测量体温。正常时，在肛门内测量是 36.9~37.9 摄氏度，口腔内测量的温度比肛门低 0.3 摄氏度左右，腋窝内测量的温度是 36~37.4 摄氏度。北京一家医院统计了 1 030 个正常人的体温：平均腋窝温度是 36.79 摄氏度，口腔温度是 37.19 摄氏度，肛门温度是 37.47 摄氏度。

正常人的体温早晨低，下午高；冬天低，夏天高。运动、劳动和饮食等因素，会使体温略有升高。女子体内的脂肪比男子多，所以体温平均比男子高 0.3 摄氏度。儿童的新陈代谢较旺盛，他们的体温略高于成年人。相反，老人的体温较低，冬天比较怕冷。

人是恒温动物，体温不能太低，也不宜过高。如果体温低于27摄氏度，人会丧失意识。一旦体温超过42摄氏度，就有可能危及生命。

# 人体的支架

人体也有支架吗？是的，它叫骨骼，是由骨与骨连接而成的。骨有支撑的功能，能使我们"拔地而起"，使七尺身躯稳如泰山，保持人体的基本形状。骨还有保护功能，人体的重要器官都在它的护卫之下。

通常，成年人有206块骨头，包括颅骨、躯干骨和四肢骨。可是，我们中国人和日本人只有204块骨头。这是因为我们的第五趾骨只有2节，而欧美人却有3节，所以中国人比欧美人少了两块。儿童的骨头比成年人多一些，一般为217~218块。他们正处于生长发育时期，没有成型的骨头如骶骨和尾骨等，往往几块连在一起；长大成人后，几块相连的骨头便合为一块了。

人体的骨头形状不同，大小各异。有的像棍棒，有的近似立方体，有的犹如一根扁扁的板条。人体中最长的骨头是大腿上的股骨，一般占人体身高的27%。有个叫康斯坦丁的德国人股骨长75.9厘米，可称得上是世界之最。耳朵里的3块骨头是人体最小的骨头，其中最小的只有0.25~0.43厘米长。

人的骨头是很硬的。有人曾作过一番测试，每平方厘米的

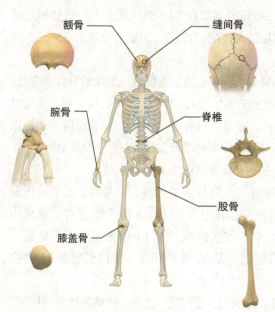

额骨　缝间骨　腕骨　脊椎　股骨　膝盖骨

人体骨架　图片作者：BruceBlaus

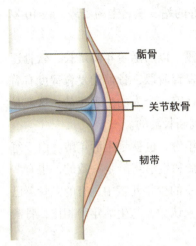

关节与骨　图片作者：Madhero88

骨头能承受 2 100 千克的压力，坚硬的花岗石也只能承受 1 350 千克的压力。

颅骨像个坚硬的球壳，保护着我们的大脑。如果没有颅骨，我们栽了一个跟头就永远别想爬起来，更别说足球队员头球射门、杂技演员用头顶演出多姿多彩的节目了。

肋骨和胸骨及脊柱共同围成胸廓，好像一只坚固的笼子，保护着里面的心和肺等内脏器官。

连接胸骨和肩胛骨的长骨叫锁骨。它们位于脖子两侧的皮下，伸手就可以摸到。这是颈部和胸部的分界标志，也是上肢和躯干的唯一骨骼联系。锁骨支撑着肩胛骨，既能维持肩关节的正常位置，又保证了上肢的灵活运动。

如果说股骨是人体最长的骨头，那么，胫骨就是人体最坚硬的骨头了。胫骨位于小腿的内侧，它们像两根铁柱，承担着全身的重量。举重运动员手举几百千克，而不会被压垮，与一副坚固的胫骨是分不开的。据测量，胫骨能承受超过人体重 20 多倍的重量。

关节是骨头与骨头之间能活动的连接部位。只有通过骨头、关节和肌肉的互相配合，我们才能完成各种动作：用手写字，抬头看天，做广播操，跳跳蹦蹦向学校走去。

人的骨头中，一半是水，一半是矿物质和有机物。一般来说，成年人尤其是老人骨头中矿物质的比例较大，因此而骨头硬而脆，容易骨折。少年儿童恰好相反，有机物的比例较大，所以他们的骨头韧而

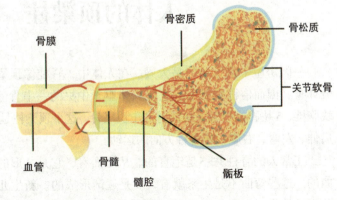

骨骼的结构　图片作者：Pbroks13

- 81 -

嫩，容易变形。为此，少年儿童要注意培养良好的站、坐、走的姿势，在 10 岁以前不宜搞负重练习。

人体的骨骼发育有一个过程：先是软骨阶段，以后随着年龄增长，软骨逐渐被骨组织代替。研究表明，在人的不同生长发育阶段，骨骼的发育程度有着明显的区别。科学家用骨骼生长发育的程度来评定一个人的生理年龄，这就是骨龄。一般来说，人们是用手掌骨的 X 光片来判断骨龄的。

我们平时说的年龄，是指人出生后经历的年份，也就是生活年龄。由于每个人生长发育的早晚和快慢不同，有些人的骨龄和生活年龄是一致的，也有些人的骨龄会略大于或小于生活年龄。比如在 12 岁的少年儿童中，有的人骨龄已达到十三四岁，有的人骨龄却只有 11 岁。科学家认为，与生活年龄相比，骨龄能更准确地反映一个人的生长发育状况。

通常，骨龄小于生活年龄的少年，生长发育高潮的持续时间较长，运动能力"自然增长"的潜力也比较大。这样的少年经过一定的科学训练，常常能在体育比赛中取得优异的成绩。因此，测定骨龄可用于选拔优秀运动员的苗子。科学家发现，高水平的女子游泳运动员和男子跳高运动员的骨龄，都明显小于生活年龄。

骨龄小于生活年龄的儿童，将来身材比较高大。相反，骨龄大于生活年龄的儿童，以后个子不会太高。例如，有个 13 岁的孩子，身高 1.54 米，已完成身高生长的 91.3%，估计成年后的身高为 1.69 米左右。

# 人体的顶梁柱

一间房屋中最重要的是大梁。在人体中，脊柱像顶梁柱一样，支撑着大部分体重，因而俗称脊梁骨。它是人体躯干中央的一串骨骼，包括 7 块颈椎、12 块胸椎、5 块腰椎以及 1 块骶骨和 1 块尾骨。这个顶梁柱是可以活动的，能前屈、后伸、左弯、右旋，作各种方向的运动。

正常人的脊柱并不是笔直的。从侧面看，它是 S 形的——有四个地方是弯曲的。这些弯曲不是生来就有，而是逐渐形成的。新生儿的脊柱是弓形的。小儿开始抬头时，颈部的椎骨逐渐凸向前方，出现了颈曲。孩子能坐了，胸椎的后凸便变得明显起来；要是胸椎后凸得很厉害，就会成为驼背。孩子开始学走路了，为了保持身体平衡，腰椎会前凸，骶骨和尾骨就弯向后方。这四个弯曲可以减轻走路、跳跃时从下面传到脊柱的震动，从而减轻对头部的冲击。

为了减轻摩擦和震荡，脊椎骨之间有个"海绵软垫"——椎间盘。它富有弹性，可以使脊柱承受压力、吸收震荡、减轻冲击。不同部位的椎间盘，厚度是不一样的：胸部中段最薄，腰部最厚，因而腰部活动起来方便得多。女子的腰之所以要比男子

从侧面看，人的脊柱是 S 形的

柔软，原因也在这里。女子腰部的椎骨盘比男子要厚，而且空隙要大一些。这就使她们能完成柔软的体操或杂技动作，男子却只能望尘莫及了。

在人的脊柱中，颈椎的体积最小，而活动量最大。我们能抬头看天，低头看书，也能左顾右盼地眼观六路、耳听八方，是和颈椎的正常功能分不开的。为了使颈椎能正常地发挥作用，我们可以在平时适当作些颈部的旋转活动。睡觉时，枕头不要过高、过低或过硬。万一颈部受到损伤，自己不要轻易扭动，最好及时请医生帮忙。

科学家发现，十到十六七岁的孩子应该特别注意脊柱的正常发育，否则就容易造成脊柱变形，产生不正常弯曲。这不仅会影响人体健美，还会减少肺活量，影响全身的健康发育。

我国的科研工作者曾经在上海做过一番调查，发现在 7 604 名中小学生中，有 432 人的脊柱向左侧或右侧弯曲达 2 厘米以上。哈尔滨等地的调查结果表明，在 6 815 名学生中，脊柱

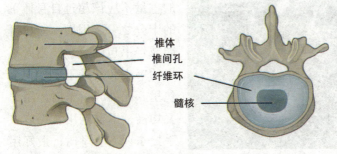

每块脊椎骨之间都有一块"海绵软垫"——椎间盘
图片作者：OpenStax College

产生不正常弯曲的有 465 人。北京郊区的调查数据更加触目惊心：脊柱变形的学生竟在 12% 以上。

　　造成脊柱不正常弯曲的原因很多。这主要是不注意身体姿势引起的。什么样的姿势最标准呢？我国古人已经做过总结，这就是"坐如钟、立如松、行如风、卧如弓"。坐如钟，是指坐的时候要像古钟一样端庄稳重，应该头正身直，不偏不倚。读书或写字的时候，上身略向前倾，两臂等长度地放在桌上，前胸和桌沿保持一拳距离，眼与书或本子相距 25~30 厘米。不要趴在桌上，也不要一条腿压在另一条腿上，两脚要踩实放平。

　　立如松，是形容站的姿势要像松树一样挺拔。这时，身体的重心应该平均放在两脚上，抬头，两眼平视，两肩舒展，挺胸收腹，又不过分紧张。从背后看，脊柱好像是一条垂直于地面的直线，左右两肩在一条水平线上；从身体的侧面看，耳朵、肩头和股骨上端突起的地方呈一条直线，这条直线往下延长，正好贴着膝盖。

　　行如风，是指走路时要有一定的速度，像一阵风一样。这时，上身应略向前倾，举步轻快，步伐均匀、稳重而有节奏。不俯不仰，不垂肩拱背，不左顾右盼，也不故作姿态。

　　卧如弓，是指应该侧着身子睡，身体像弓一样弯曲。这时，脊柱会自然地略向前弯，肩膀向前倾，而腿和手臂可以自由弯曲，全身肌肉都能最大限度地松弛，消除疲劳。

　　负重不当，是造成儿童脊柱不正常弯曲的另一个原因。根据医学家的计算，儿童负重的极限，不得超过自身体重的八分之一；书包的重量不应该超过自身体重的十分之一。因而，应尽可能减轻书包的重量，当天不用的书本和文具不要装在书包里。此外，负重时，用力要均衡，不要老用左手或右手提东西。上学时，最好用双背带后背式书包；如果用的是单背带肩挎式书包，就

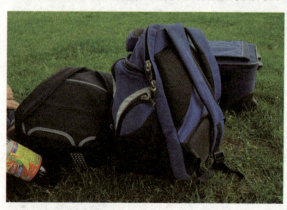

双肩背包能够使身体受力均衡

图片作者：DerHexer, Wikimedia Commons

应该左右两肩轮流背书包。许多女孩子都喜欢跳橡皮筋。如果长时间以一条腿为主进行跳跃,腰的一边很累,而另一边总闲着,养成习惯后,腰椎就可能被拉弯。因此,跳橡皮筋时,应该双脚轮流跳,时间也不要太长。

# 肌肉发动机

　　一个人共有 600 多块肌肉。它们大大小小、长长短短、能伸能缩、配合默契,为人的每一个动作提供动力。因此,有人把肌肉称为"人体的发动机"。

　　按照形态、功能和位置,人体的肌肉可分为三大类。一类是心肌,它使心脏有节奏地跳动,这是人体中最勤劳的肌肉。如果心脏每分钟跳动 75 次,那么人活到 70 岁,心肌大约要收缩 28 亿次。

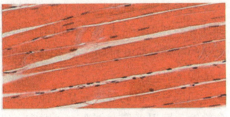

（a）心肌

　　另一类是平滑肌,环绕在胃肠、膀胱等内脏器官和血管壁上。它的运动缓慢而持久,好像一阵又一阵的波涛。心肌和平滑肌的收缩不受人的意志的控制,因此人们既无法命令心脏停止跳动,也无法让肠子停止蠕动。

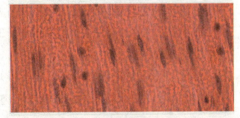

（b）平滑肌

　　第三类叫骨骼肌,主要附着在躯干和四肢的骨头上,是牵拉骨头运动的绳索。这类肌肉通常是成对的——一块肌肉收缩拉扯骨头向前,另一块肌肉拉它向后。因为在显微镜下可以看到许多横纹,所以骨骼肌又称横纹肌。它受人的意志支配,收缩快而有力,但耐力较差,容易疲劳。

　　骨骼肌的大小和形状各不相同。人体最长的肌肉长在大腿上,叫缝匠

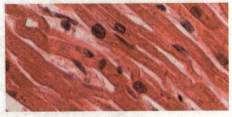

（c）骨骼肌

人体肌肉分为三类:心肌、平滑肌、骨骼肌

图片作者:OpenStax College

肌，约为 60 厘米以上。耳朵里的镫骨肌却短得可怜，不到 0.2 厘米。胸腔底部有一层横膈肌，鼓得像圆顶，它与呼吸动作有关，也与咳嗽、大笑、叹气、打喷嚏有牵连。肩膀上向外凸出的三角肌，管的是举臂动作。从力量的角度看，最出色的要数小腿肌了。凡是爬坡、上楼、骑车、跑步等，都离不开它。在所有的骨骼肌中，最善于表达感情的是脸部的表情肌。科学家发现，脸部复杂的表情肌可以组合成 7 000 多种不同的表情。难怪人的表情是那么的丰富多彩。

人体骨骼肌的总重量会随年龄而有所不同：新生儿的骨骼肌还不到体重的四分之一；成年人的骨骼肌一般是人体体重的 40% 左右；经常参加体力劳动和体育锻炼的人，肌肉比较发达，骨骼肌可占体重的一半左右；老年人肌肉萎缩，水分减少，骨骼肌的重量可能会减少到体重的 25%。

初看起来，肌肉是软软的，柔弱得很，但它收缩时迸发的力量却相当惊人。据计算，如果 6 平方厘米的肌肉同时收缩，就能举起 20~60 千克的东西。要是全身的 3 亿根肌纤维朝一个方向一起收缩，就会产生 25 吨的力量，完全抵得上一部起重机。

肌肉发动机的效率，是其他动力机器望尘莫及的。一个工人或农民每天手拿铁锤、镰刀工作，创造大量财富，可是他吃的食物并不多，这是因为肌肉将食物中 80% 的化学能，转化成机械能。现代化机器就不同了，它"喝"了那么多汽油，烧了那么多燃料，到头来只有 30% 的能量转化成机械能，大部分能量都白白浪费掉了。

人的力气有大有小。明末民族英雄郑成功可以举起 150 千克重的石狮子，一个文弱书生却手无缚鸡之力。这与肌肉本身的情况有关，肌肉越是饱满结实，人的力气就越大。有时，精神力量也会创造奇迹。例如，发生火灾时，一位老年妇女能把一只装有财物的铁箱子从屋里拖出来。可是，火灾一过，她却一点也推不动这个大箱子。这位老人

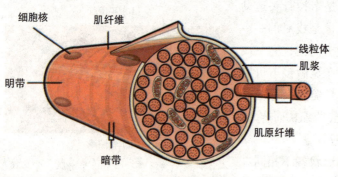

肌肉由许多肌原纤维组成　图片作者：OpenStax College

之所以能做出平时不能做的事，是因为抢险时精神高度紧张，把肌肉的潜力都调动起来了。

经常锻炼会使肌肉健壮发达。一个健康的年轻人经过半年的力量训练，可以使肌力增加50%。肌纤维是有弹性的，它被适当拉长后，反射回来的收缩力就会增强。

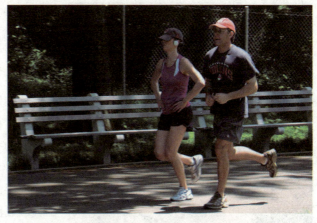

运动可以使肌肉发达　图片作者：Ed Yourdon

排球运动员在起跳扣球时，往往会屈膝半蹲，这样可以拉长腿上的肌肉，跳得更高；标枪运动员在投枪前身体侧着后伸，手臂向后举，这也是为了拉长胸、臂肌肉，增加投枪力量。

经过一段时间的劳动或运动以后，人会感到肌肉酸痛、全身无力，这是肌肉疲劳的表现。消除疲劳的方法有两种：一种是静止休息，如坐下来喝杯水，或躺下来睡一会儿；另一种是积极休息，让已经疲劳的肌肉休息一下，使其余的肌肉活动起来，如做工间操，或在学习间隙参加一些文体活动等。

# 人体的万能工具

手是人类的万能工具。我们吃饭、穿衣、写字、弹琴、打球，哪一样能离得开手？有人估计，人的双手能做出上亿个动作。

我们的手十分灵巧。在一秒钟内，钢琴家可以击键几十次，快得像流星追月。有了这双灵巧的手，外科医生缝合了直径不到一毫米的血管和神经，牙雕匠人在一粒米大小的象牙上刻下了千字文。有了这双灵巧的手，中国人才建起了雄伟壮观的长城，埃及人才建成了高耸入云的金字塔。

我们的手非常勤劳。在人的一生中，除了睡觉以外，双手几乎从不休息，手指屈、伸至少2 500万次。连躺在小床上的婴儿，也不时地弯曲和摆弄着手指。

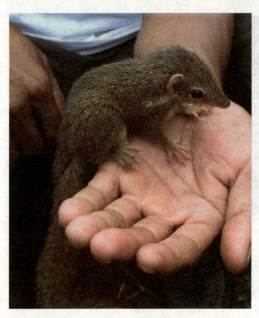

手是人类重要的工具　图片作者：W. Djatmiko

奇怪的是，在持续活动后它很少感到疲劳，不像腰、腿、肩、臂那样常常疲乏发酸。

世界上有千千万万个人，却没有完全相同的手。一般而言，男人的手粗壮有力，女人的手小巧玲珑；年轻人的手丰满结实，老年人的手较为干枯。

人手的外形与职业也有关系。工人、农民的手指粗短有力；钢琴家和小提琴手的手指长而纤细；常做双手倒立动作的杂技演员，手掌特别宽厚。我国人类学家做过一个调查：通常女子手掌的"周长"是182毫米，可是我国女排运动员的手却与众不同：孙晋芳手掌的"周长"是208毫米，拦网高手周晓兰手掌的"周长"是213毫米。

在人的手指中，大拇指是用得最多和最重要的手指。它既能独立活动，又能接触掌心的绝大部分，还可以和其他手指配合，完成各种动作。人们抓榔头、拿笔杆、端碗举筷、紧握枪支时，都有大拇指的一份功劳。汉字中的"拇"字，就有"指中之母"的意思。紧挨着大拇指的是食指。与大拇指相比，这个手指擅长比较精确和细致的动作。因为它可以用来指路，所以又称指示指；又因为它能扣扳机开枪，因而又叫发射指。此外，它还可以用来拨电话，向别人发出警告等。在所有的手指中，最长的是中指，最短的是小指。除了这四个手指，剩下的就是无名指。这是最不灵活、用得最少的手指，也是最干净的手指。

手指是人体感觉最灵敏的一个部位。在比邮票还小的指端面积上，有着千万个神经细胞，能分辨接触到的物体。无论是冷热和软硬，还是大小和形状，往往手指一触就能知道，正所谓"了如指掌"。有经验的中医就是用手指的触觉，作为诊断疾病的一个依据。

手和脑的关系十分密切。在大脑中，负责和指挥手的部位，要比管脚和其他器官的大得多。外国有位著名的教育家说过，"儿童的智慧在他的手指上"，主张通过培养动手能力，来促进智力的发展。事实也确实如此，手巧才能心灵，无论是打算盘、弹钢琴、打字和做纸模型等，对儿童的智力发育都是很有利的。

人的双手还是传递感情和语言交流的工具。聋哑人是用手势进行谈话的。非洲的布须曼人，至今还过着原始的游猎生活。他们常常用手势表示动物。例如，两手高举，食指伸直，形状像野兽的一对大角，是表示有一头大扭角羚羊；张开而微弯的四指，犹如动物的耳朵和短角，则表示一头长颈鹿来了。

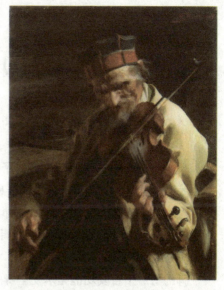

手可以完成精妙的小提琴演奏

许多手势都带有浓厚的感情色彩。两人握手是表示信任和友谊；紧握的拳头是表示力量和决心；挥手相招是象征依依惜别，表示再见；佛教徒双手合十，是表示虔诚崇拜。

然而，同样一种手势，在不同的国家也许会有截然相反的含义。就拿翘大拇指来说吧。在我国，这是表示好、高明、头等和第一。在日本，这个手势表示男人、您的父亲；在斯里兰卡、美国、墨西哥、荷兰等国，这个手势表示祈祷幸运；在尼日利亚，这个手势是表示对远方来客的问候。在英国、澳大利亚和新西兰等国，要想搭车的旅游者常会翘起大拇指。而在希腊，这个手势是要对方"滚蛋"！如果我们用这个手势去赞扬希腊人，就会带来误会。

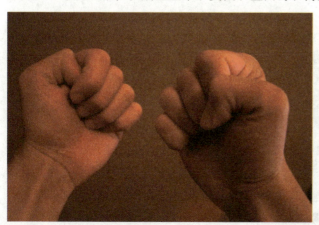

各种不同的手势代表不同的含义

# 人体的无轮之车

"千里之行，始于足下。"人的许多活动都离不开两只脚。手脚分开，靠脚直立，是从猿进化到人的关键一步。

人的胚胎在第三四周时已经有了脚；出生后几个月的婴儿就会站立，一岁左右就可学走路，从此步入了人的征程。

人脚的重要功能是走路。根据世界卫生组织的调查，现代人一生要走42万千米的路，相当于绕地球赤道10圈半。看来，人体的"无轮之车"——双脚，确实任务艰巨。

脚的另一个重要功能是承受全身的重量。人们发现，一个体重约为50千克的人，双脚每天累积承受的总压力有好几百吨。据估计，足球队员在一场比赛中，两脚发力起步多达万次，每只脚累积承受的力量超过1 000吨。

我国男子的脚掌平均长24.48厘米，女子平均为21.60厘米。每个人脚掌的大小，并不是固定不变的。一般来说，夏天比冬天大，右脚比左脚大。在早晨和晚上，脚掌大小可相差5%；清晨较小，午后稍大一些。体育活动以后，脚掌会比原来大10%。因此，最好在下午购买鞋子，上午买鞋就要挑选长和宽都大几毫米的。最好在试穿时，站起来走几步。因为行走时，脚可能比静坐时要长半厘米到1厘米。

儿童的脚天天在长，平均每个月要长1毫米，到25岁才定型。对于这些孩子来说，及时换上比较宽大的鞋子，显得尤为重要。

脚掌长度有时还有意想不到的用途。医生在抢救新生病儿时，常先量一下他的脚。因为根据孩子的脚长，可以估计新生儿的体重，

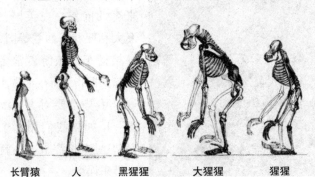

长臂猿　　人　　黑猩猩　　大猩猩　　猩猩

与猿相比，人的手脚分开，直立行走

从而判断孩子的发育状况，作为用药的参考依据。

由于人们走的路越来越少，又用不着像猿猴那样用脚趾抓握树枝，人的脚趾正在退化。有科学家认为，今后人的中间三个脚趾也许会并连在一起。因而，科学家建议每个人多动脚趾，特别是第二脚趾。这样做的理由是：防止退化，也有利于大脑的发育。

近年来的研究表明，人的双脚有着不同的分工。通常，左脚接触地面的面积比右脚大，可见左脚的主要作用是支撑全身的重量，而右脚是做各种动作的。在走路的时候，大多数人的左脚沿着一条直线前进，右脚却是自由移动的。体育运动员、舞蹈演员和戏剧演员在运动或表演时，大多也是这样。

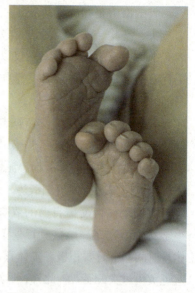

新生儿的脚

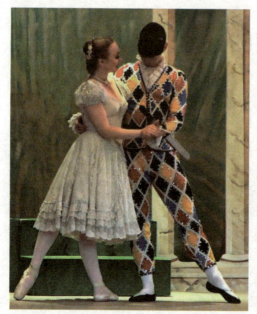

芭蕾舞演员用左脚沿直线前进，右脚自由移动
图片作者：Malene Thyssen

许多人认为，人在站立的时候是固定不动的。实际上却不是这样。不信，你闭上眼睛，规规矩矩地并拢两脚站着，这时你会感到自己正在按一定方向画着圆圈。

人的站立能力会随年龄增长而变化。20岁左右的青年人站立能力最强，过了50岁会逐渐衰退。可是，从80岁起，人的站立能力又开始增强了。这也许是因为站立能力强的人大多寿命较长。

人的脚除了站立、行走和运动外，还能反映一个人的内心活动。例如，心神不定的人，脚掌的纹路就比较明显。有人就把脚称为人的"第二面貌"。

　　脚的潜力是很大的。我国山东有一位因故失去双臂的妇女，她的脚可以用来梳头、洗脸、洗衣、做饭、包饺子、锄地、拔草、剥玉米和缝制服装等。台湾有个失去双手的青年，不仅以优异成绩取得了大学文凭，还用脚趾夹笔写下了百万字的笔记、作业和文学作品。我国有位失去双臂的人，居然能用脚修理精细的手表！

　　有些科学家非常赞赏赤脚走路。他们认为，每天赤脚行走半小时，对人体健康是有利的。特别是经常感冒的人，赤脚行走可以提高身体的抵抗力。研究表明，儿童在地毯、木板地、泥地和海滩上赤脚行走，让脚掌与地面直接接触，不仅可以使脚部肌肉得到锻炼，还能促进身体发育。

　　我们要懂得爱护自己的双脚，不要"虐待"它——穿过小、过紧的鞋。中小学女生不宜穿高跟鞋。青少年如果长时间步行或站立，中间应该安排适当的休息时间。平时要积极参加体育锻炼，加强脚部运动，并注意补充适当的营养，避免负重过大的劳动。此外，要养成睡前洗脚的习惯，勤换袜子，保持鞋内干燥，使人体的"无轮之车"能正常行走。

# 人类的标志

　　在所有的灵长类动物中，不经过修剪的人类的头发是最长和最茂密的。因此，头发成了人类的标志。除了美化和修饰作用之外，人的头发还有不少功能，如保护头部。人的脑壳外有了一层密密的头发，就好像戴上了一顶安全帽。天冷时，头发可以挡风和保暖；大热天，头发又可以遮阳和散热。

　　中国有句成语叫"一发千钧"，是说千钧重物挂在一根头发上，比喻万分危急。这是一种艺术夸张。一钧等于30斤（即15千克），一根头发是承受不了3万斤（即15吨）重物的。然而，纤细的头发确实有着很强的拉力和韧性。

　　据测试，亚洲人的头发最厉害，一根头发可吊起140克物品；欧洲人次之，一根头发可吊起111克物品；非洲人的头发最脆弱，一根头发只能吊起70克物品。台湾野生动物园曾用400根亚洲人的头发，吊起18千克的四岁小孩。印度新德里有个年过花甲的出租车司机，用蓄了20多年的长发，吊起了100千克的重物。

人的头发为何长不停呢？你见过猴子和黑猩猩理发吗？当然没有。在所有的灵长类动物中，只有人的头发在不停地生长。这究竟是为什么呢？

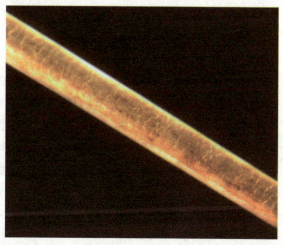
头发特写

到目前为止，科学家还不清楚究竟是什么控制着人体毛发的生长，只知道这里牵涉到几百个基因。美国科学家发现，其中一个基因发生了突变，就会使哺乳动物体毛变长。那么人的头发长不停，是否因为这个基因有了突变？德国科学家从另外的角度研究了这个问题：角蛋白是毛发的主要成分，它是由 10 个基因控制的。人和其他灵长类动物有 9 个基因是一样的，第十个基因却有显著差别。据计算，这一突变大约发生在 24 万年前。看来，从那时起人就有了不断生长的头发。

# 生命的时钟

每个人的家里都有一座钟。它会告诉你，这个时候该起床或上学了，那个时候该吃晚饭或睡觉了。然而，你知道自己身上也有一个"钟"吗？这就是生命的时钟——人体生物钟。

有的人不用闹钟，早晨能按时醒来，前后不过相差几分钟的时间。原来，这是生物钟在起作用。

人体内的每一种生理变化，几乎都有时间规律。你对着表，摸一下自己的脉搏，会发现正常情况下每分钟搏动 70~80 次，而每天清晨 3~5 时最为平稳。你安静地坐着，数一数自己的呼吸次数，会发现正常情况下每分钟约 18 次，在一天之中白天快一些，夜晚慢一些。你量一量自己的体温，一天中也很有规律：清晨 2~6 时偏低，下午 5~6 时偏高。你注意一下自己的排尿量，也有着昼夜变化：

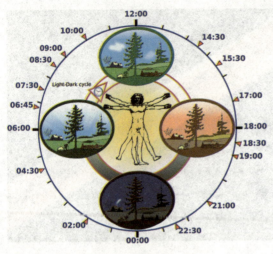

人的一天　图片作者：YassineMrabet

白天的排尿量比夜间多。

现代生理学知识告诉我们，人体内血液的成分和凝血时间、眼内的压力、直肠的温度、尿液的成分等，都有周期性的变化。大脑的功能也很有规律。有时候你会觉得自己精力旺盛、情绪饱满、思维敏捷，而另外的时候你又会感到自己昏昏欲睡、喜怒无常、精神涣散，这都是生物钟的作用。

人体的这些节奏是一生下来就有的吗？科学家们曾经对100个刚出生的婴儿进行过研究。他们白天觉醒和夜晚睡觉的习惯，是3个星期以后才形成的；6个星期以后，心脏跳动的频率和体温变化，开始出现了节奏；6个月以后，肾脏的功能有了昼夜变化。看来，人体内的各种生物钟，是先后独自发展起来的。

保证自己体内"生物钟"的正常运行，是十分重要的。因为你在适当的时候学习，在适当的时候吃饭，在适当的时候休息，就能始终保持头脑清醒、精力充沛。反过来，如果你作息没有规律，就会拧乱自己身上的这只"钟"，使人整天都萎靡不振。

夜晚，大脑已进入休眠状态，你如果马上躺下，很快便能入睡，第二天早上不用人叫，也会准时醒来。如果有一天晚上，你看电视到很晚才睡觉，那么，第二天早晨虽然也能准时醒来，但整天都会感到昏昏沉沉的。假使经常出现这种情况，你身上的"钟"就会被"拧乱"，结果你该睡的时候睡不着，该醒的时候起不来，就会影响正常的学习和生活。

在一天24小时中，除了晚上睡觉的时间之外，下午1~3时也是人容易入睡的时间。这时如果你待在舒适安静的暗处，用不了三五分钟就会呼呼入睡。科学研究表明，短暂的午睡是符合人的生理节奏的。这时即使睡上短短的一刻钟，也可以使你的精力和体力得到恢复。

吃饭也受到生物钟的控制。一般来说，一日三餐是在早晨、中午和晚上进行的。现在已经知道，在这三个时间段，人体内的消化酶显得特别活跃，这就为进食做好了充分的准备。可是有些少年儿童以为自己身体好，早吃晚吃都没关系，常常不按时吃饭。要知道到该吃饭的时候，身上的生物钟已通知胃和肠准备好消化液，同时胃已开始动作。长期不按时吃饭，饱一顿饿一顿，就会得胃病。

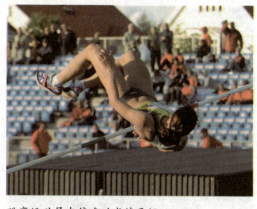

跳高运动员在傍晚时成绩更好
图片作者：Bjarte Hetland

在人类征服病魔的道路上，生物钟也可以大显神通。近年来科学家的研究表明，药物的作用与服用时间大有关系。得了气喘病的人，如果清晨醒来马上服药，药效就非常理想；而如果在下午5时以后服药，可能就没有效果了。因此请你记住，如果生了病，就一定要按照医生吩咐按时服药。

俗话说，生命在于运动。在体育运动中，生物钟的作用也是不容忽视的。每当夕阳西下时，跳高运动员就会感到特别兴奋，能轻快地跳过较高的高度；而体操和举重运动员往往在晚上7~9时，感到精力特别充沛，能干净利落地完成高难动作和举起较重的杠铃。如果对人体的生物钟进行深入研究，我们就可以利用电子计算机推算出，各种运动项目从多大年龄开始训练最合适，什么时间能出现最好的竞技状态，从而更科学地制订训练计划，不断刷新运动成绩，使体育之花开放得更加鲜艳。

# 无字名片

不管你见到谁，首先注意的往往是最吸引人的部位——脸。只要你看一看这张不写字的"名片"，心中就有数了：这是熟人还是生人，要不要打招呼。每个人的脸都不一样。在学校里，一个班几十个同学，没有两张脸是一模一样的；一个学校几百个甚至上千个同学里，也找不出完全一样的两张脸来。双胞胎的

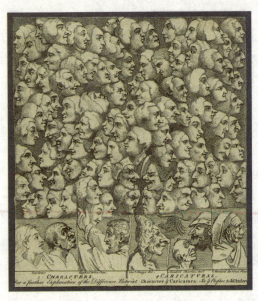

千人千面

脸算是很相像了，但也不是完全一样。也就是说，世界上根本找不到两张一模一样的脸。

尽管人的脸千差万别，却有着相同的地方，脸上的学问可多着呢。

人脸是从动物的脸进化而来。鱼、鸟、狮、虎都有自己的脸。与人脸最相像的，是猿猴的脸。人类最早祖先南猿的脸，和今天的黑猩猩十分相似：低斜的前额，隆起的眉弓，不发达的下巴。

人的脸之所以千差万别，不光是因为眼睛、鼻子、嘴巴等五官的大小、形状和位置不一样，还因为脸的形状，也就是脸型彼此不同。

人类学家把人的脸型分为10种：椭圆形、圆形、卵圆形、倒卵圆形、方形、长方形、菱形、梯形、倒梯形和五角形。其中，椭圆形的脸，最宽部位在颧骨处。圆形脸，显得圆而略大。卵圆形脸就是鹅蛋脸，脸的最宽部位在眼睛处。倒卵圆形脸，最宽部位在脸颊处。五角形脸与方脸比较接近，但下巴较突出。

按我国的审美习惯，鹅蛋脸比较美。这是由于鹅蛋脸的宽度为5只眼睛长度，两眼的中间为1只眼睛长，从左右眼角到左右耳轮各为1只眼睛长度，看上去比较协调。长方脸和圆形脸的人也不必为此而懊恼：因为长有长的美，圆有圆的美，每一种脸型都有它美的地方。

科学家经过调查，给中国人的脸画了个像：头发较黑，较直；面部扁平；颧骨突出；数量最多的是鹅蛋脸；皮肤多为浅黄或棕黄；多数人是丹凤眼；鼻梁不太高；嘴不前突，嘴唇不厚不薄。

人类学家对中国人头部的长度和宽度，曾做过测量和统计。结果发现，北方人的头短而宽，南方人的头长而窄；北方人的脸粗犷，而南方人的脸清秀。面容与人的年龄也有很大关系。人的面部大体可以分成三段相等的部分：由前额发际（也就是脑门上长头发的那条线）到两只眼睛相连水平线的距离，由两眼水平线到两侧口角水平线的距离，由鼻孔底部到下巴尖端的距离，三者基本相等。脸上这三段距离不相等的人，看上去就显得不那么美观。当然，儿童与青年人和成年人是不同的，他们正处于生长发育阶段，一般这三段距离是不等的，而且年龄越小，头部发际到两眼水平线的距离，越是大于下面的两段。此外，随着年龄的增长，人的脸会逐渐拉长。有人曾做过统计，一个人从 20 岁到 60 岁面部的长度会增加 5 毫米左右。

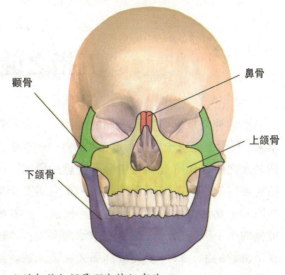

颧骨

鼻骨

上颌骨

下颌骨

人的相貌与颅骨形态特征有关
图片作者：Blausen. com staff

你能认出阔别多年的亲人、邻居、老师和同学，是因为他们的脸都有各自的特征，而且这些特征是终生不变的。美国心理学家曾经做过这样的实验，请一些中年人来辨认他们中学时代的同学的照片，虽然已经分别了 15 年，他们仍能叫出 90% 的同学的名字。岁月催人老，却无法抹掉脸上的特征。一位学者拿出英国哲学家罗素 4 岁和 90 岁时的照片，熟悉罗素脸部特征的人，仍然能从他老年的照片上，发现他幼年时的影子。

在人的大脑中，有一个专管识别人脸的区域——大脑皮层的颞叶。一旦这一部位受到损伤，人们就没办法识别人脸，不但认不出自己最亲近的人，甚至会把自己在镜子里的映像当作陌生人。

人的脸虽然不一样，但是不同国家和地区的人，却都具有六种基本的面部表情，这就是厌恶、愤怒、害怕、悲伤、高兴和惊奇。当然，由于各民族的习惯和礼节不一样，脸部的表情也会有一些差别。

研究人的头面部是很有用处的。我们知道，焊接工人需要合适的面罩，近视或远视的人需要合适的眼镜。为什么各种人都能买到大小合适的头面部用品呢？这是因为科学家对人体的头面部进行了测量和研究，为头面部用品的设计提供了可靠的数据。

# 五指之谜

手的神奇早已引起了人们的关注。古希腊哲学家、科学家亚里士多德写道："具有……双手，就是人之所以在所有动物中最有智慧的原因"。精通多门学科的英国学者雅各布·布洛诺夫斯基在第一个女儿出生的四五天后走近摇篮，望着她可爱的小手，一个念头在脑海中油然而生："这真是奇妙的手，每一个关节都那么完美无缺。给我 100 万年时间，我也不可能设计得如此精细。"

也许你曾经诧异过，为什么人类每只手是 5 个手指，每只脚是 5 个脚趾，而不是 6 个或 7 个呢？放眼大自然，许多动物的手指或脚趾是少于 5 个的，但没有一种哺乳动物、爬行动物、两栖动物或鸟类，会进化出 5 个以上的手指或脚趾。

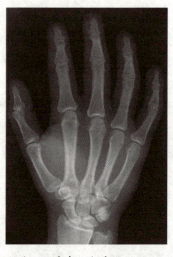

人的一只手有 5 个手指

图片作者：Hellerhoff

这究竟是为什么呢？英国从事异常老鼠研究的科学家克里斯·海耶斯等人，以老鼠为对象做了一系列实验。他们发现，如果动物的手指或脚趾有 5 个以上，那么它们的手掌或脚掌就会被迫长成弧形，以便适应这些多出来的手指或脚趾，而多出来的指（趾）的顶部也会扭曲变形，使动物的灵活性大打折扣，使之不能很好地行走或奔跑，影响它们捕猎食物和逃避敌害，最终使它们的生存能力大大下降。

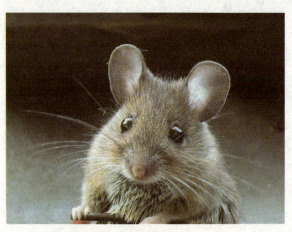

异常老鼠的每只脚爪也有 5 个脚趾

图片作者：Rasbak

研究者们还发现，在拥有 5 个以上脚趾的老鼠中，脚趾越多，它们的灵活性就越差。有一只老鼠十分厉害，每只脚上竟长有 10 个脚趾，然而，它举步维艰，几乎难以生存下去。海耶斯等人认为，动物沿着每肢 5 个指（趾）的方向进化，原因就在于此。

# 器官移植的奇闻

"一次移植 9 个器官""一人捐肝两人受益"，这些听上去像天方夜谭的故事，已经在神州大地上发生了。

"器官簇"（一串器官）移植的首例手术是在 2004 年 5 月进行的。病人是一位 28 岁的姑娘，她已是胰腺癌晚期，上腹部密密麻麻地布满转移灶。手术从下午 14 时一直做到晚上 24 时，一次就摘除了姑娘的肝、胆、脾、胰、胃、十二指肠、大小网膜和部分小肠等 9 个器官，然后换上健康的肝、胰和十二指肠等 3 个"全新"的器官。手术成功了，这是亚洲首例成功的"器官簇"移植。

目前，器官移植面临的最大困扰是供体太少。为了让有限的供体器官发挥最大的效应，"劈离式肝移植"问世了。顾名思义，就是把一个人的肝脏"一分为二"，分别移植给两个患者，使之"一肝两用"。只移植一部分肝够用吗？原来，肝的再生能力很强，移植肝在人体内一两个月就能长成正常肝的 90% 大小。两名等待肝移植的女患者体重相近，血型相同，让她俩分用一个肝岂不理想？刚好有个捐肝者是男性，体型较大，可以把肝分给两名女患者用。结果，

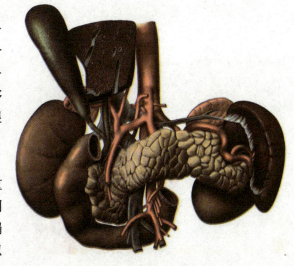

肝的再生能力很强

手术获得了成功。

　　2005 年 9 月，新疆一家医院收治了一名胆管癌患者，他的肿瘤紧贴大血管，常规手术风险很大，患者很可能会死在手术台上。能不能把患者的肝切下来，这样再切除肿瘤不就容易了吗？我国医学专家将患者切下来的肝泡在冰水中，再切除肿瘤、修补血管，然后把修补好的肝重新移植回患者体内。在手术时，医务人员用一个"转流泵"暂时替代肝脏。这例手术就是我国首例体外肝切除、自体肝移植手术。这种移植技术使其他手段无法解决的问题迎刃而解。

心灵深处

思维是人类特有的心理功能吗？要知道，动物也有心理活动。可是，鸟能在长空飞翔，却不懂得空气动力学的规律；蜜蜂能建造最省材料的六角形蜂巢，却不知道省力省时的道理。人则不然。人的思维，使人体具有概括、抽象、综合和分析的能力，能洞察事物的规律，进而弥补自身结构和生理上的不足。例如，人类发明的汽车和飞机，可以"跑"得比骏马和猎豹快；人类应用机械，可以轻而易举地铲平一个山头，使凶猛无比的狮子、老虎也不得不退避三舍；人类应用望远镜和电话，使自己拥有"千里眼"和"顺风耳"，远远超过了任何动物的视觉和听觉。正因为这样，人类才当之无愧地成了"万物之灵"。

法国作家雨果有一句名言："世界上最浩瀚的是海洋，比海洋更浩瀚的是天空，比天空更浩瀚的是人的心灵。"在被称为"心理学世纪"的21世纪，我们遇到的心理学问题比比皆是：男人和女人的大脑到底有没有差别？两性大脑之间的差异会给人们带来什么影响？人体外激素会有哪些奇妙的作用？触摸有哪些心理效应？为什么以前常出现在哲人和诗人笔端的恐惧、悲伤、忧愁、愤怒和爱慕等情绪，已进入心理学家的视野？快乐有极限吗？为什么我们不能乐无止境，一直保持快乐的感觉？为什么记忆会捡起那些对它有帮助的东西，把不适合和不愉快的东西剔除？为什么有人似乎聚敛金钱成瘾，有人却屡屡"刷爆"自己的信用卡？对这些有趣的心理学问题作一番剖析，对我们的心理健康无疑是很有帮助的。

# 男女七大心理差异

### 1. 男性智商高，女性语言好

男性的大脑比女性的重 10%，因而他们的平均智商比女性略胜一筹。不过，女性在语言上更胜一筹。

### 2. 女性嗅觉好，男性视力好

女性对气味的感知能力比男性的强，能辨别出微小的气味差异。在视觉上，男性夜间视力比女性强，而且更能辨别方向。女性则能更好地感知颜色。

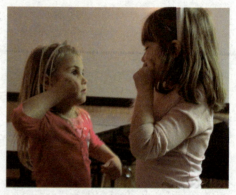

女孩的语言能力更强

图片作者：David Fulmer from Pittsburgh

### 3. 男性年轻时广交朋友

男性年轻时会结交很多朋友，但女性过了中年以后才会有更多的朋友。

### 4. 女性大脑衰老快，男性皱纹长得晚

更年期后，女性大脑的衰老比男性更为明显。除了容易谢顶外，男性大多比女性衰老得慢，尤其是皮肤，脸上长皱纹的时间更晚。

### 5. 男性是真正的"一心一意"

女性拥有"情感化"大脑，男性拥有"机械化"大脑。为此，女性常会设身处地为他人考虑，而男性则比较冷酷，不太能理解人。女性常一心多用，男性只能一心一意。

### 6. 男性不喜欢问路

女性做决定的速度比男性快；女性到家门口才掏出钥匙，而男性早就掏出来了；女性去商店之前会列出一个购物清单，男性只有在冰箱里空无一物时才想起要购物了；一旦迷路，女性会很快停下来问路，男性则会到处乱转，不惜跑冤枉路。

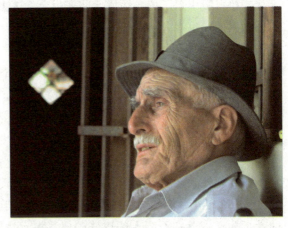

男性大多比女性衰老得慢

### 7. 男性常说结果，女性爱讲过程

男性习惯于先讲"结果"，一下子抓住重点，马上解决问题。女性则习惯于强调"过程"，凡事从头说起，娓娓道来，最后才说出事情的结果和原因。

# 男人味，女人味

《女人不坏》是一部关于爱情、女性、时尚的喜剧片。电影中有三个不坏的女人，她们与爱情绝缘。周迅饰演的欧泛泛是个智慧型丑小鸭，她发明了控制爱情的利器——费洛蒙黏胶，终于如愿以偿让心上人爱上了自己，然而最后竟弄巧成拙了。张雨绮饰演的唐露很妖娆，桂纶镁饰演的铁菱很摇滚，她俩在不经意间获得了这个爱情宝贝后，生活和爱情竟风云突变，犹如一团乱麻。

费洛蒙究竟是何方神圣，成了爱情的秘密武器呢？在动物世界中，昆虫会将某种气味物质分泌到体外，引起同伙的生理和行为反应。这种物质就叫费洛蒙，生物学家称之为外激素，又称信息素。例如，在蚂蚁大家庭中，蚁后负责产卵和繁殖后代，但不能自食其力，需要工蚁来饲养。于是，蚁后便释放出带有某种气味的外激素，招引饲养它的工蚁。动物在找对象的时候，也常常靠外激素牵线搭桥，吸引自己的异性伙伴前来相会。过去人们一直深信不疑：人体是没有外激素的。也有人认为，人体有外激素，但只存在于胚胎时期，一旦婴儿呱呱坠地，这类物质便神秘地消失了。

然而，一些奇特的现象引起了科学家的注意。长期出海捕鱼的大多是男子汉。离家的时间长了，他们就会变得暴躁不安，常为一点小事而大吵大闹。然而，一旦返回渔港与妻子团聚后，他们的暴躁情绪马上就会平息下来。科学家发现，这些微妙的现象是人体外激素造成的。也就是说，人类和动物一样，也有外激素。

在发现外激素的功臣中，首屈一指的要数美国生物学家戴维·伯利纳了。20世纪60年代，伯利纳在盐湖城犹他大学医学院从事人体皮肤的研究。他借助骨折病人掉落在石膏上的皮肤碎屑，揭示皮肤的成分，并把高度提纯的皮肤细胞放在实验室的瓶子里。有一天，伯利纳在打开一个瓶子后忘记关上了。不一会儿，他注意到实验室的气氛不一样了，人们紧张的情绪松弛下来了，一张张冷漠的脸都变得十分和善、友好，实验室里充满了笑声。后来，伯利纳把瓶口盖上，令人不可思议的是，人们马上恢复了原状。实验室里为什么会出现这一反常现象呢？这位生物学家百思不得其解。直到20世纪80年代，

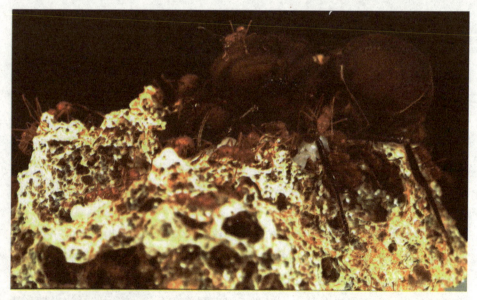

蚁后会释放外激素，协调蚂蚁大家庭的工作

图片作者：Christian R. Linder

伯利纳才意识到，当年实验室里的人之所以会感觉良好，原来是皮肤上的人体外激素在起作用。

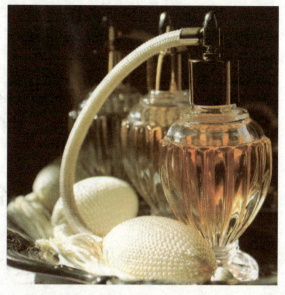

许多香水中都含有麝香的成分
图片作者：Angela Andriot

人体是怎么感受肉眼视而不见的外激素的呢？在这方面，美国丹佛科罗拉多大学医学院的两位学者功不可没。其中一位是耳鼻喉科专家布鲁斯·杰菲克，另一位是细胞生物学家戴维·莫伦。他们发现，人的鼻中隔两侧有两个小小的凹窝，它们是人体感受外激素的器官。人体中枢神经系统的一个部位（下丘脑）接受这一信息后，会引发一定的情感或反应。

现已知道，人体外激素是由腋窝、头面部、胸前部和生殖器部位的外分泌腺分泌出来的。它们与汗腺分泌的汗液混在一起，构成了每个人特有的气味。

男人味和女人味是不一样的。男性的外激素主要是雄甾酮，他们的身体会散发出类似麝香的气味。女性的外激素主要是雌二醇酮，她们的身体会散发有牛奶香的甜味。男性皮肤中这类腺体的数量多、分泌量大，所以体味比女性浓烈。

种族不同，体味及浓烈程度也不一样。黑人的外分泌腺最丰富，体味最浓；白人次之；黄种人腺体最少，体味也最弱。不同国家的人，体味的差异也较为明显。

近年来的研究表明，外激素正在悄悄地影响着人们的行为。有人用不同的香水喷洒一家音乐厅的椅子和节目单，结果，女性听众几乎都鬼使神差般地向喷过麝香香水的椅子走去，并拿走喷过同样香水的节目单。原来，这种香水含有男人的外激素。

外激素对人的情感等心理活动也颇有影响。迈入婚姻殿堂的新人们，请不要忘记外激素在你们热恋时的赫赫功绩。要知道，热恋中的男女，外激素的分泌异常旺盛，此时姑娘的体表会散发出令恋人神魂颠倒的幽香，它像一根无形的绳索，把双方紧紧地吸引在一起。

目前，关于人体外激素的研究正在进行中。也许在不久的将来，人们将利用人工合成的外激素进一步控制人的心理、情绪和行为，治疗忧郁症和性功能障碍等疾病，甚至在不见硝烟的商场竞争中大显身手。

# 解读情绪

以前常出现在哲人和诗人笔端的恐惧、悲伤、忧愁、愤怒、爱慕和快乐等情绪，如今已进入心理学家和神经学家的视野。

研究表明，恐惧对人类的生存至关重要。如果面对凶猛的豺狼虎豹和台风、洪水等灾难，人类的祖先不予以及时的回避和逃离，就无法在危机四伏的蛮荒时代生存下来。幸好人类的大脑有个高效率的恐惧系统。有时候当事人尚未意识到大祸即将临头，大脑就已做出反应了。例如，一个人驾车去公园，突然一辆车变道插在前面，在还没明白过来时他就会感到恐惧。这是因为在他的视觉系统"看见"这个危险场景之前，恐惧系统就已将恐惧信号传递给危机处理系统了。高效的恐惧反应机制，是人类得以生存并延续至今的关键。那些反应慢一拍甚至半拍的物种就没有那么幸运了，它们成了地球生命舞台的匆匆过客。

悲伤是生活中的调味品，尽管品尝起来有些苦涩，但人们无法抗拒，只能

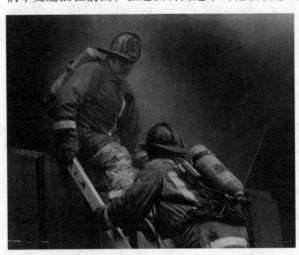

对灾难的恐惧，促使人们想出更多的办法防灾减灾

图片作者：Keener, Jo L

坦然接受。研究表明，悲伤并非十恶不赦、一无是处。心理学家认为，悲伤在进化上很有意义。两强争霸，倘若战败者毫不沮丧，仍然趾高气扬，在胜利者的眼中无疑是在发起新的挑战。一旦再度厮杀，战败者就可能因此而命丧九泉。战败者若面露悲伤，不失为一种自我保护策略。悲伤还可以帮助人们从错误中吸取教训。因为遭受挫折时人会心情沮丧，同时思考失败发生的原因，该怎样解决。此外，悲伤让人们情绪低落，这种滋味并不好受，为了不再品尝这种滋味，悲伤者会改弦易辙、自我调整。悲伤也是一种与人交流的方式，人们借助悲伤告诉周围的人，自己需要帮助。

# 快乐有极限

　　喜好快乐是人类的天性。让自己在有生之年过得更快乐，是许多人的愿望。
　　据调查，100 个天真无邪的儿童与 100 个年逾花甲的老人表示自己快乐的比例并无明显差别；白种人回答自己快乐的比例并不比黑种人和其他有色人种高，生活压力沉重的日本人和享受高福利待遇的北欧人同样感到快乐；生活在后工业化时代的美国人与太平洋小岛上的土著居民在这方面也没有区别。
　　科学家认为，一个人的快乐程度，取决于先天遗传和后天的生活经历。研究表明，一个人天生的个性似乎与快乐程度有关。通常性格外向的人比其他人更快乐。这是因为外向的人更可能做使自己快乐的事，如交友等。又或许是快乐使人变得外向了。
　　为什么音乐能让人快乐？众所周知，食物和水等能让人产生快感。加拿大神经心理学家发现，充满感情的音乐

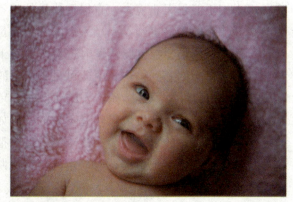

追求快乐是人的天性
图片作者：Kenny Louie from Vancouver, Canada

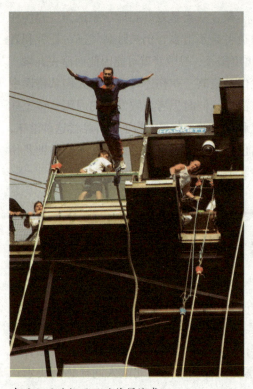

有的人通过极限运动获得快感

所激活的脑部区域，与食物等快感刺激物所激活的脑部区域是相同的。美国神经学家揭示，充满感情色彩的音乐能有效地触发与亲情有关的脑部区域，促使某些神经化学物质的分泌，使人产生快感。

为什么在经历紧张刺激的事后会感到快乐？许多人都热衷于参加蹦极、高空跳伞、高速滑雪等危险性很高的极限运动，这些活动能给他们带来极大的快感。这是什么原因呢？神经学家认为，这是人体的快感系统在奖赏人们，证明人们所做的事有利于他们的生存。要知道，有利于个体生存的行为不一定是安全的，例如，捕猎、争夺配偶等都有极大的风险。这些事会使人感到很大的压力，而在压力刺激下分泌的某些激素，会产生短暂的快感。

快乐有极限吗？美国加利福尼亚大学神经学家的回答是肯定的。那么，为什么人们不能乐无止境，一直保持快乐的感觉呢？研究表明，快乐是对行为有指导作用的奖赏机制。一旦人们的行为满足了身体的某种需要，快感就会油然而生。例如，在饥肠辘辘时进餐，在口干舌燥时喝水，在疲惫不堪时休息，都能使人感到愉快。由此可见，快乐的作用是帮助人们根据身体的需要选择适当的行为。不过，倘若人或动物过于沉浸在某种行为带来的快感中，那么对他或它的生存和发展显然是不利的。例如，一头动物如果过分贪恋于享受美食，那么它的警惕性会一落千丈，最终很可能会成为其他动物的腹中之物。为此，快感系统中存在着一定的制约机制，免得人们乐极生悲，在快乐中不能自拔。

神经学家指出，人体的大脑可借助两种方式抑制快感：一种是直接降低能传递快乐的化学物质的浓度，另一种是通过脑部压力系统释放特殊的化学物质，对快感进行抑制。在人脑的严格控制下，每个人也就有了一条"快乐底线"。即使他已"乐不思蜀"，最终还得回归这条底线。

科学家告诫人们，追求快感应有一定的节制，切莫为此而迷恋赌博、吸毒等行为，对自己的快感系统造成极大的损害。要知道，一旦这一系统彻底崩溃，这个人将可能再也无法享受快乐的滋味了。

# 个人空间

每个人都需要一个个人空间。进入阅览室的读者几乎都喜欢找一张无人的桌子，不希望再有人坐到这张桌子边上来。如果有人坐在公园的长椅上，见另一位游客往自己边上一坐，他也许会不由自主地把身子往椅子另一端挪一挪，或者干脆悻悻离去。

心理学研究发现，不同民族和文化背景的人，对彼此间的距离有不同的偏好。英国人和瑞典人交谈时相互间站得较远；希腊、意大利等南欧人，相互间站得较近；南美人和巴基斯坦人彼此间站得最近。两个人关系越亲密，他们就会站得越近，而陌生人就会站得远一些。两个女人之间，会比男人之间站得更近些。在马路上，我们经常看到两个女性携手同行，冬天等车时还会相拥在一起。要是两个男人勾肩搭背，就会引来路人的侧目。

研究还表明，人际交往中的空间距离与彼此的谈话内容密不可分。一般性的社交谈话彼此间站得比较远，商量比较重要的事时间距就明显缩短了。在电影院里，从观看者的

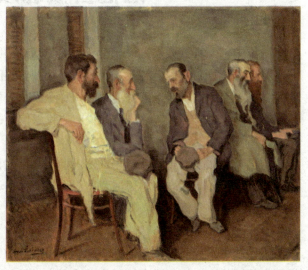

从人们交谈时的相互间所处的距离，能看出他们的关系

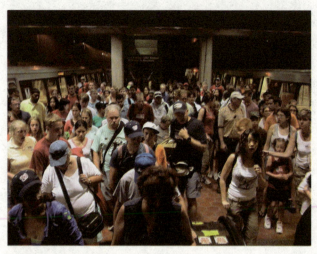

在拥挤的地铁站里，个人空间会变得很小
图片作者：Ben Schumin

坐姿和头部保持的距离，也能看出这种差异。靠得最近的，往往是热恋中的男女青年。

在不同的场合和时间，个人空间是不一样的。在公共汽车和地铁上，拥挤不堪时与乘客稀少时个人空间的大小显然不同。拥挤时若两个乘客站得很近，双方都会将头略微转向一方，避免目光的接触。

个人空间是客观存在的。我们应该注意自己的个人空间，并尊重别人的个人空间。

# 记忆会被篡改

一位中年人斩钉截铁地说，十几年前与亲人团圆的一幕将永远铭记在心："雪花飞舞，她在站台上等我。在风中她眯缝着眼睛，茫然地望着往前去的车厢找寻我。别后重逢的亲人身上总有一种令人心碎的东西。我跪下，抱住她的两腿……"然而，若干年后，他却说："我深信自己的记忆，那是一个难得的晴天。"

记忆为什么会发生错误？早在20世纪60年代，心理学家就发现：记忆不是录像，是可以被篡改的。德国莱比锡大学的社会心理学家哈特穆特·布朗克认为，记忆是一个机会主义者。记忆会捡起那些对它有帮助的东西，剔除不适合和不愉快的东西。

美国西雅图华盛顿大学的女心理学家伊丽莎白·罗夫特斯做了一组有关错误记忆的试验。例如，罗夫特斯将试验者小时候与父亲在一起的照片，同一张热气球的照片合成在一起。结果，每两个试验者中就有一个人回忆起自己搭乘热气球的"空中之旅"。当然，这是从未发生过的事。这位女心理学家认为，这是因为我们的记忆在不断变化，就像一栋房

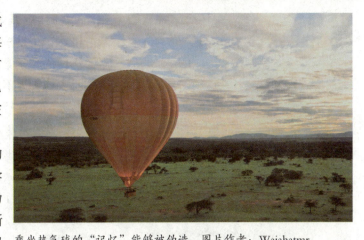

乘坐热气球的"记忆"能够被伪造　图片作者：Wajahatmr

子，不断有装修工人在里面拆东墙、补西墙，换地毯或者挂上新的图画。所以，我们回忆度假的夜晚，会变得越来越美妙、浪漫；以前有疑问的决定，也会在回忆中变得越来越有意义。

在现实生活中，记忆也会发生变化。美国9·11恐怖袭击事件过后的几天，心理学家调查了700多人，记下了当时他们在什么地方、和谁在一起、在做什么、是怎样知道这一信息的，等等。一年以后，心理学家就这些问题再次询问他们，结果，一半以上的受访者改变了他们的"故事"，但他们仍然坚信：自己的记忆是非常准确的。

# 金钱引发的脑反应

人们常说："钱不是万能的，但没有钱是万万不能的"。金钱的作用妙不可言：它能使人热情万丈，也能使人焦虑万分。人们对待金钱的态度千差万别，有人似乎对聚敛金钱成瘾，有人却屡屡"刷爆"自己的信用卡。这究竟是为什么呢？

近年来，美国国家健康研究中心的研究人员采用脑成像技术发现，一旦增加奖金数量，人们大脑中的奖赏中心（大脑中的多巴胺回路）就会被激活。颇为有趣的是，人们身陷爱河，或看到自己孩子时，多巴胺回路也会被激活。这似乎是

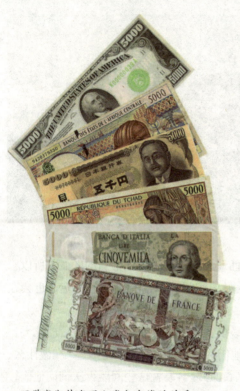

心理学家期待发现人类与金钱的关系

在告诉我们，金钱对人的激励作用，与亲情和爱情相比毫不逊色。

法国的科学家经研究发现，饥肠辘辘时人们大多不愿捐钱，而酒足饭饱以后人们就比较乐善好施了。他们还揭示，只要激发人们对金钱的欲望，这些人的胃口会变得好起来。显然，我们的大脑已经会用加工食物概念的神经回路，加工与金钱有关的概念。

金钱还与处理人际关系的神经通路相联系。美国明尼苏达大学的心理学家做了一项有趣的实验。他们让两组学生志愿者分别完成不同的造句任务。其中一组学生拿到的单词与金钱毫不相关，如书桌、寒冷、户外，另一组学生见到的是与金钱有关的单词，如薪水、成本、花销。实验表明，用金钱类词汇造句的学生显得更冷漠：他们不愿意帮助别人，在遇到困难时也不愿意向别人求助。也就是说，金钱会使人更加独立自主，同时也会加剧人际间的疏离，使之与他人保持更远的距离。

心理学家对金钱现象的探究才刚刚揭开序幕，人们期待着更多的发现，可以帮助我们摆脱金钱引发的心理恶果，扩大金钱带来的益处。

# 触摸的作用

触觉是人体最早发展起来的感觉功能。现已发现，触摸对人的精神和身体健康可以起到巨大作用。

1920年，美国的一所育婴院因缺乏保育员采用了自动喂奶装置，每天到一定的时间，这一装置就会往婴儿口中"灌"牛奶。这些婴儿虽然处于无菌隔离状态，仍有不少人不明不白地夭亡了。对此，医学家感到不可思议。令人难以置信的是，后来育婴院并没有用什么药物和仪器，而是采用了最简单的办法：聘用了一些专职妇女，让她们每天抱着孩子喂奶，即使不喂奶也常把孩子抱起来，边拍边四处走动。结果，婴儿的死亡率大幅度下降了。

此法成功的奥秘何在？美国迈阿密大学触觉研究所的女心理学家菲尔德做了一个有趣的实验。她对26名早产儿每天进行3次皮肤按摩，并活动他们的四肢，每次历时15分钟，另外一些早产儿则不作按摩。10天以后，接受按摩的早产儿的体重比对照组增加了47%，而且睡眠

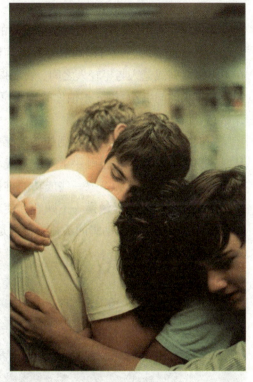

触摸是重要的人际交往方式

图片作者：Smellyavocado

状况、警觉性和活动力也比对照组好得多。8个月时，经过按摩的早产儿显示出更高的智能和体能。令父母高兴的是，接受按摩的早产儿离开费用昂贵的护理室的时间，要比其他早产儿早6天。菲尔德对此做出了解释：触摸这些婴儿，可以刺激他们分泌某些足月婴儿才能自然产生的激素，有利于他们的生长发育。

加拿大蒙特利尔儿童研究中心的科学家经过长期观察发现，母亲搂抱婴儿时间的长短，对孩子今后的智力发育有举足轻重的作用。肌肤相亲是儿童发育过程中必不可少的心理营养素，能使大脑的兴奋和抑制变得十分协调，同时还能促进大脑的发育和智力的提高，有利于孩子的健康成长。

心理学家认为，触摸是人际交往的重要方式，有利于双方的心理沟通。触摸不仅限于母子之间，成人间也有不少互相接触肌肤的机会，如礼节性握手、拥抱等。恋人和夫妻间的触摸，既能增加柔情，又能使双方在精神上感到轻松、

愉快。尤其是女性，常在触摸中感到安全。难怪有人主张，妇女分娩时最好让她的丈夫守在身边，这样可以减轻分娩时的痛苦。

与人闹矛盾时，也可以通过这种无声的接触，使双方的怒气烟消云散。这在上下级之间或老人与年轻人之间，表现得更加明显。当人在工作上有所失误，领导和年长的同事劝慰时，拍拍你的肩或摸摸你的头，你会一改心灰意冷的神态，开始有了信心和热情。

有时触摸还会产生意想不到的心理感染力。心理学家发现，请顾客试尝食品时，只要有礼貌地轻轻触一下对方，成功的概率就会骤然增加。一位研究市场问题的心理学家认为："一些成功的推销员善于运用触觉产生的心理效应，他们常不留痕迹地轻轻触 下顾客，使对方感到非常亲切，是个可以打交道的朋友。"当然，动手动脚的不礼貌行为是不能与触摸画等号的。

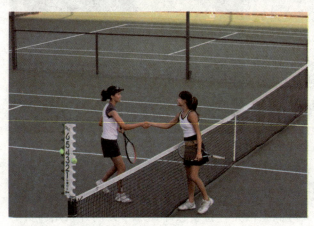

运动员在比赛前和比赛中，也常常相互拥抱，或相互抚摸，或把手叠在一起，表示鼓励和安慰。特别是球类运动员，一旦谁投篮、进攻或破门得分，队员们会蜂拥而上，搂抱、挤压、拍打、抚摸……这既是兴奋、祝贺的表现，更是相互鼓励、打气的举动。

运动员在比赛前后常常握手致意　图片作者：kance

触摸还能用来治病呢。一位曾经护理过 14 000 多名病人的护士长说，"人与人之间的肌肤接触，会使人心情好转，感到舒适和安全。病人尤其需要亲人或好友关切的触摸，这种触摸能减轻病人因焦虑和紧张而引起的头痛，有类似安慰剂的作用。有时候，触摸还能缓和心动过速或心律不齐等症状。"如今，一种新的疗法——触摸疗法已在美国问世。父母、孩子和夫妻都可使用这一疗法，为病人减轻痛苦。触摸在医疗上发挥着不是药物却胜似药物的奇妙作用。

# 气候影响人的心理

"清明时节雨纷纷，路上行人欲断魂。"这句古诗表明，古人早已发现，气候会影响人的心理活动。

气候对人类心理的影响，是千百万年来进化的结果。人类个体天天面对气候变化，对一些基本的气候变化，早就形成了先天性的情绪反应。例如，人们对于打雷往往有一种与生俱

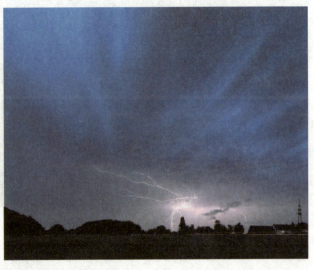

人们似乎天生惧怕闪电。

来的恐惧感。通常，我们看到闪电后，心里感到紧张，因为雷声会随之而来。这种反应是先天性的。

在阴雨天，人们往往会情绪低落，这也是一种不由自主的先天性反应。因为阴暗预示着黑夜行将到来，在人类历史的绝大部分时间里是没有电灯的，在古代，甚至连油灯和蜡烛也成了奢侈品，普通平民百姓只能日落而息，形成与天色阴暗相匹配的心理节奏。

我国科学家发现，阴雨天之所以会影响人的心理，主要是因为那时光线较弱，人体分泌的甲状腺素、肾上腺素的数量相对减少，人体神经细胞变得不大"活跃"，于是人就无精打采了。

气候还会影响人的性格。我国南方气候温和湿润，河道纵横。相对平衡的气候有利于人们精神放松，头脑冷静，感情细腻，对周围事物较为敏感，因而那里多文人雅士和巨商。我国北方气候干燥，风大雨少，冬季漫长而寒冷。那里的人爱喝烈性酒，性格爽朗，行为粗犷，对外界感觉不太敏锐，历

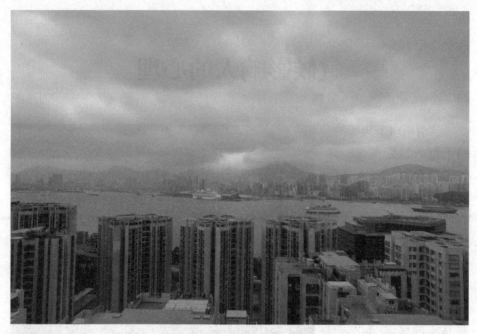

阴雨天常常会让人情绪低落。

史上多开国君主、骁将武士和草莽英雄。居住在大草原的牧民，因为交通不便、气候恶劣、风沙很大，常骑马奔驰，尽情舒展自己，性格变得豪放直爽，热情好客。

# 跟着嗅觉走

　　人类嗅觉的灵敏度之高，常令人叹为观止。据报道，生活在澳大利亚原始森林中的猎人，能够在青草上嗅出几个小时前逃犯逃亡的路线。在非洲撒哈拉沙漠，一些阿拉伯人能用鼻子嗅出几十千米以外的动静。每年春天那里都要举行别具一格的嗅觉比赛，看谁的鼻子最灵。在一次比赛中，一位 32 岁的牧民用鼻子嗅出 50 千米以外有 7 个人牵着 12 头骆驼经过，创造了凭嗅觉辨动静的最高纪录。

　　美国香料大王钱特也具有惊人的嗅觉。一天上午，一位记者刚推开他办公室的门，就听见自己的采访对象离着老远用诙谐的语调说："亲爱的先生，请允许我冒昧地猜测，您今天早上一定是用吉尔斯牌香皂洗过澡了。"这古怪的欢迎词，使来访者不由得目瞪口呆。这位香料大王光凭鼻子就能分辨几千甚至上万种气味，而且能一下子说出这种气味挥发的时间有多久，其中的主要成分是什么。

嗅觉的作用是无法替代的。人和许多动物一样，能靠嗅觉辨认亲人。婴儿能根据气味辨认母亲。60%的婴儿在出生后第6周，嗅到母亲的气味就会笑，嗅到陌生人的气味就显得十分冷淡或发出哭声。母亲也能够根据新生儿的气味，认出自己的小宝贝。

科学家曾经做过一个有趣的实验：让24个小孩子穿上同样的白衬衫，3天后，把他们脱下的衬衫分别用塑料袋包好，以免互相沾染或混入其他气味。然后，在每个塑料袋上开个小孔，让这些孩子根据小孔中散发的气味，挑出自己的衣服。结果，19个孩子马上就闻出了自己和家里人的衣服。科学家又请来了这些孩子的家长。实验表明，18位家长中有16位闻出了自己孩子的衣服。

有时候，嗅觉会对人的情绪产生很大的影响。例如，一位护士小姐偏爱煤焦油的气味，因为在她的记忆中，充满了对家乡小镇第一条柏油马路的怀念。每当熟识的气味袭来，情思常会冲开记忆的闸门。英国的吉本斯先生把已故祖父狩猎时穿的一件鹿皮背心拿出来了。背心散发出陈年皮革的气味，其间夹杂着祖父特有的体味。这时，岁月的鸿沟似乎已被填平，吉本斯依稀感到，祖父长满络腮胡子的脸正对着他微笑……

法国气味专家约瑟·马丹把香精油放入微型胶囊

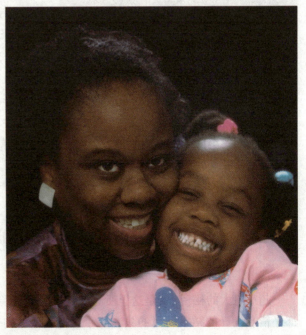

人和动物一样，能靠嗅觉分辨亲人

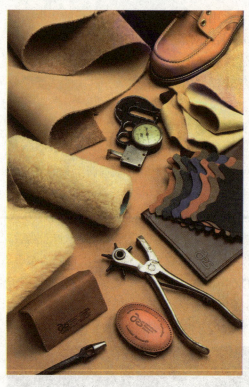
物品的气味能够融入人们的回忆

中，然后借助他发明的一种机器，使其在音乐厅、电影院、办公室、酒吧和饭店，散发出一组组让人惊讶的气味。巴黎上映电影《钢铁共和国士兵》时，当男主角置身于深海，整个影院顿时弥漫着一股浓郁的海洋气息。马丹还为描写吸血鬼的戏《德拉居拉》，设计了一种混合着乳香和血腥气的阴森的霉味，使演出的效果更为逼真。

嗅觉还能用来辅助诊断疾病。一位有着几十年护理经验的护士长猜测，她的一位邻居可能患上了癌症。不久，她的邻居果然不幸被她言中了。原来，护士长在邻居呼出的气体中，闻到了一股因癌症而产生的似发酵物的气味。一位医生在查房时突然说，一定有伤寒病人来过这间房。刹那间，在场的人都十分惊异。其实，这位医生是在闻到类似烤面包的香味后做出判断的。一位日本医生曾对嗅觉诊病做过精彩的描述：糖尿病人呼出的气体中有一股甜甜的苹果味；肾脏病人呼出的气体中有一股氨的气味；同黄热病人待在一起，会闻到一股肉店里的气味；扑鼻的大蒜味可能暗示病人已砷中毒；小孩呼出的花生味则是误食灭鼠药的危急信号。

# 超市里的心理秘密

超市最大的秘密，就是这里所有的一切，从货架到摆放、到广告、到灯光……都是精心设计的结果。目的只有一个：把钱从你的口袋里掏出来，而且掏得越多越好。

### 1. 货架的心理秘密

人类是一种懒惰的动物，为此超市常将最贵或利润最高的商品放在货架的最佳位置，即视线略偏下的那一排。此外，超市常把最先过期的食品和饮料摆放在最外面，因而你可以反其道而行之，把最新鲜的东西从里面"掏"出来。

### 2. 农产品的心理秘密

人类在早期长时间穴居洞中，对颜色鲜艳的水果和青翠欲滴的蔬菜有一种本能的向往。超市常会使用特殊的灯光，使肉看上去更新鲜，蔬菜更翠绿，水果更诱人。所以，你购买这些商品时要把它们取出来，拿到正常灯光下察看一番，再决定是否采购。

### 3. 价格的心理秘密

超市经常使用心理学上的"晕轮效应"，使部分生活必需品的定价略低一些，从而使顾客产生这家超市比较便宜的印象。其实，超市会利用人们的这种心理，提高其他物品的定价，"堤内损失堤外补"。价格究竟便宜不便宜，关键是看单位价格。如果你逛超市的时候，能随身携带一个计算器，那么算

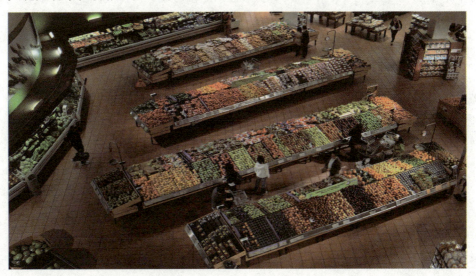

超市里货架的摆放经过了周密的设计

图片作者：Raysonho@Open Grid Scheduler/Grid Engine

出单位价格就不费吹灰之力了。

### 4. 吸引儿童的心理秘密

在形形色色的顾客中，最容易产生购物冲动的莫过于儿童了。超市往往会精心布置儿童产品（玩具、儿童食品等）展柜；或在孩子的必经之路设下"埋伏"，放上诱人的食品；或在收银台两旁摆满口香糖、巧克力等食品。须知，排队付钱时是孩子最没有耐心的时候。如果在这以前家长没给他买点东西，这一关家长是很难过去的。因此，除非需要孩子自己挑选物品、做出决定，最好不要带小孩逛超市。